Migreeni lokikirja

Jos voit selvittää, missä kipusi sijaitsee, se voi olla avain selvittämiseenmiksi sinulla on kipuja.Tämän päiväkirjan avulla voit seurata oireitasi ja löytää tehokasta apua tai päättää, tarvitsetko lääkärinhoitoa.

Migreeni lokikirja

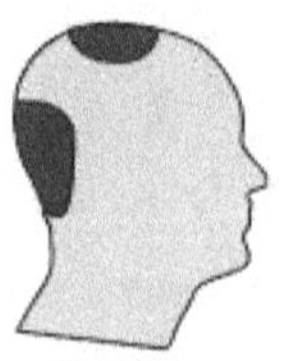 Kaula
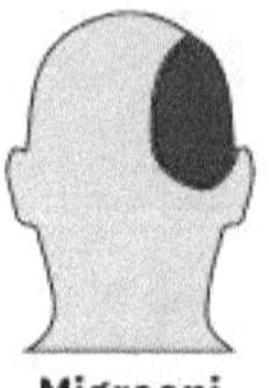 Migreeni
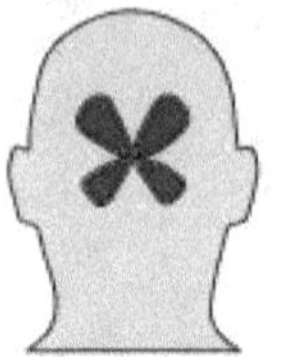 Poskiontelo
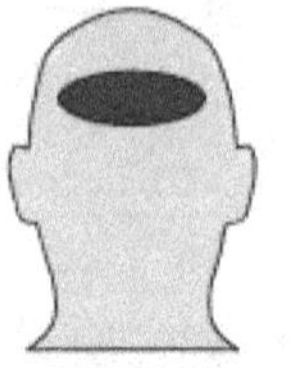 Jännitys
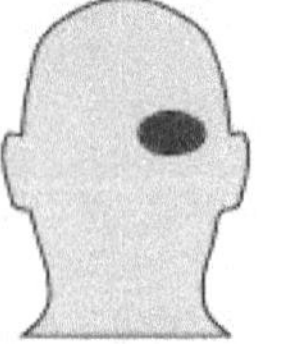 Klusteri
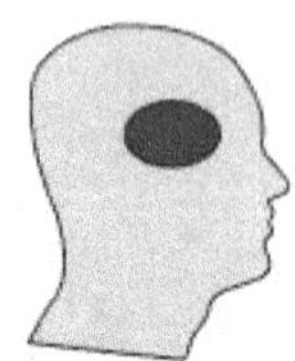 Leukanivelet

Päivämäärä: ___________   **Aika [ ]:** ___________ ___________

☀ ☐   ⛅ ☐   🌤 ☐   🌦 ☐   🌧 ☐   🌨 ☐   🌡 ___________

Kivun vakavuus

1	2	3	4	5	6	7	8	9	10

Liipaisimet

☐ Nälkä		☐ Unettomuus
☐ Kirkkaat valot		☐ Sairaus
☐ Kahvi		☐ Väsymys
☐ Stressi työssä		☐ Hajut / Tuoksut
☐ Stressi kotona		☐ Liike
☐ Väliin jääneet ateriat		☐ Silmien rasitus
☐ Ahdistus		☐ ___________

Avustustoimenpiteet

Lääkitys	
Vesi	
Nukkua	
Harjoitus	
Muut	
Muut	

Huomautukset:

Migreeni lokikirja

Migreeni lokikirja

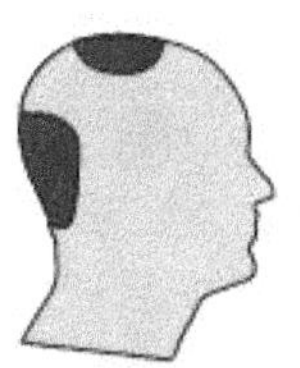 Kaula
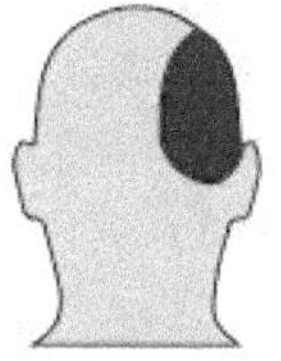 Migreeni
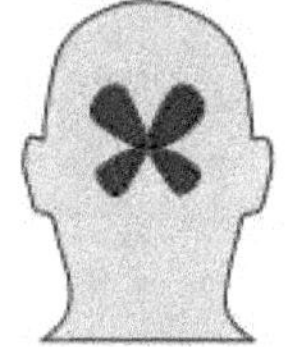 Poskiontelo
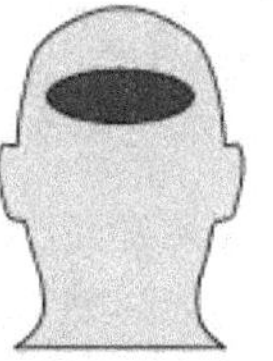 Jännitys
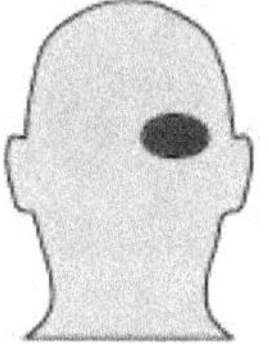 Klusteri
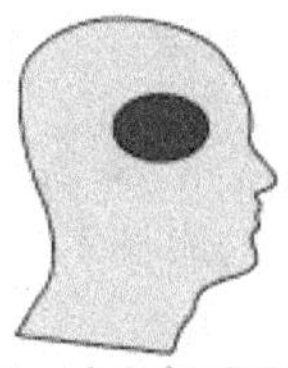 Leukanivelet

Päivämäärä: _____________   **Aika [ ]:** _____________   _____________

Kivun vakavuus

1	2	3	4	5	6	7	8	9	10

Liipaisimet

- ☐ Nälkä
- ☐ Kirkkaat valot
- ☐ Kahvi
- ☐ Stressi työssä
- ☐ Stressi kotona
- ☐ Väliin jääneet ateriat
- ☐ Ahdistus

- ☐ Unettomuus
- ☐ Sairaus
- ☐ Väsymys
- ☐ Hajut / Tuoksut
- ☐ Liike
- ☐ Silmien rasitus
- ☐ _____________

Avustustoimenpiteet

Lääkitys	
Vesi	
Nukkua	
Harjoitus	
Muut	
Muut	

Huomautukset:

Migreeni lokikirja

Migreeni lokikirja

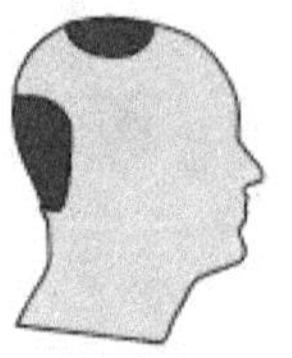
Kaula

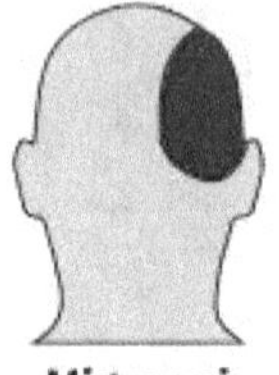
Migreeni

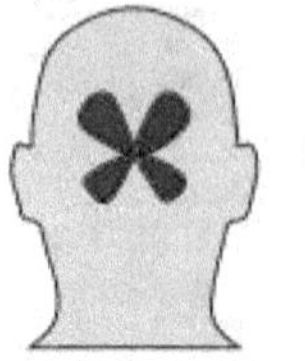
Poskiontelo

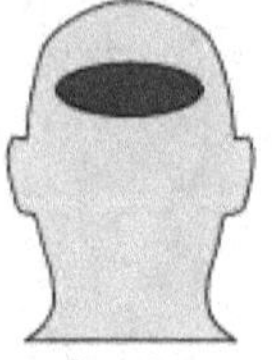
Jännitys

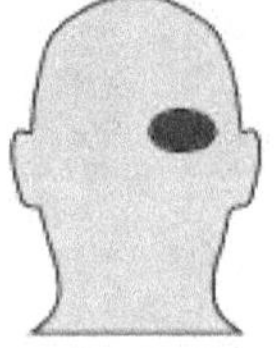
Klusteri

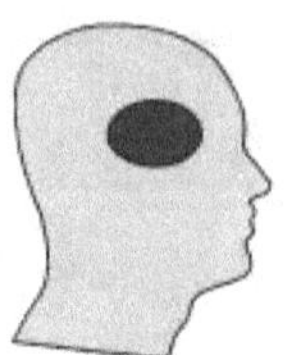
Leukanivelet

Päivämäärä: _______________ **Aika [ ]:** _________ _________

☀ ☐ ⛅ ☐ 🌤 ☐ 🌧 ☐ 🌦 ☐ 🌨 ☐ 🌡 _______

Kivun vakavuus

1	2	3	4	5	6	7	8	9	10

Liipaisimet

☐ Nälkä		☐ Unettomuus	
☐ Kirkkaat valot		☐ Sairaus	
☐ Kahvi		☐ Väsymys	
☐ Stressi työssä		☐ Hajut / Tuoksut	
☐ Stressi kotona		☐ Liike	
☐ Väliin jääneet ateriat		☐ Silmien rasitus	
☐ Ahdistus		☐ _______________	

Avustustoimenpiteet

Lääkitys	
Vesi	
Nukkua	
Harjoitus	
Muut	
Muut	

Huomautukset: _______________________________

Migreeni lokikirja

Migreeni lokikirja

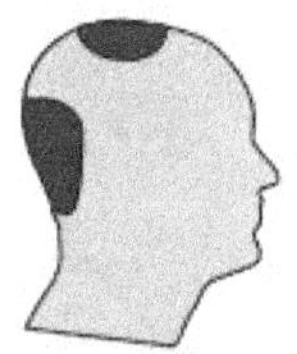
Kaula

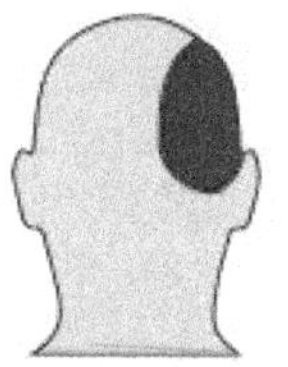
Migreeni

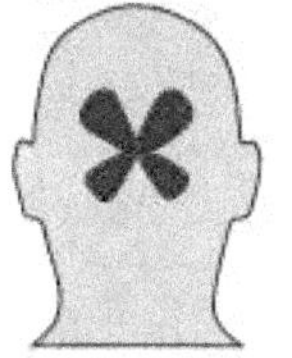
Poskiontelo

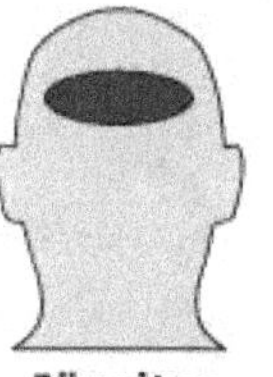
Jännitys

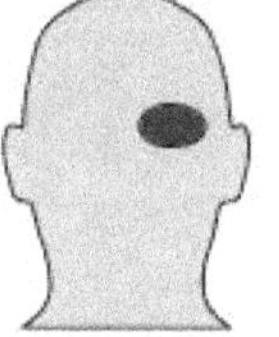
Klusteri

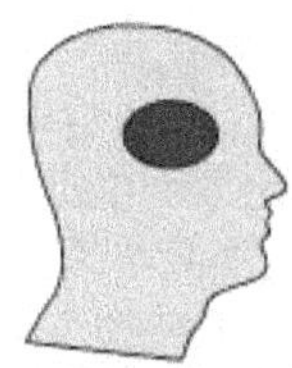
Leukanivelet

Päivämäärä: ___________   **Aika [ ]:** ___________

☐ ☐ ☐ ☐ ☐ ☐ 🌡 ___________

Kivun vakavuus

1	2	3	4	5	6	7	8	9	10

Liipaisimet

☐ Nälkä   ☐ Unettomuus

☐ Kirkkaat valot   ☐ Sairaus

☐ Kahvi   ☐ Väsymys

☐ Stressi työssä   ☐ Hajut / Tuoksut

☐ Stressi kotona   ☐ Liike

☐ Väliin jääneet ateriat   ☐ Silmien rasitus

☐ Ahdistus   ☐ ___________

Avustustoimenpiteet

Lääkitys	
Vesi	
Nukkua	
Harjoitus	
Muut	
Muut	

Huomautukset:

Migreeni lokikirja

Migreeni lokikirja

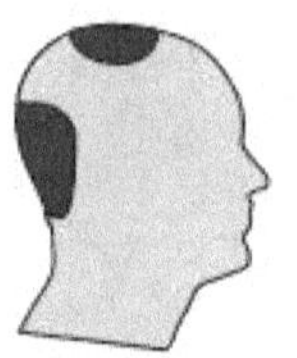 Kaula
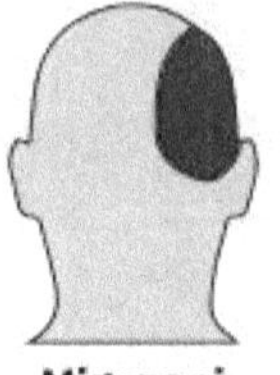 Migreeni
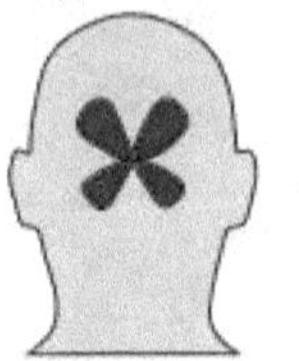 Poskiontelo
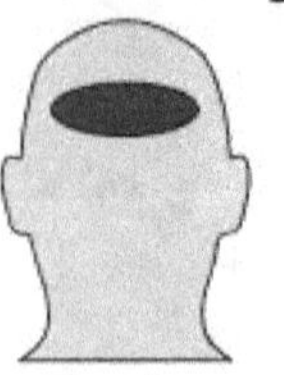 Jännitys
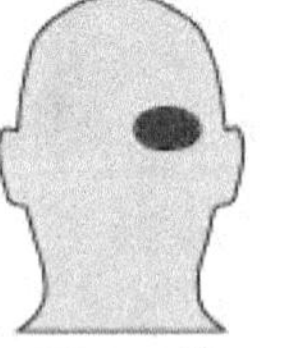 Klusteri
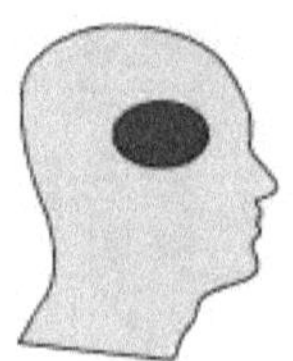 Leukanivelet

Päivämäärä: _____________ **Aika [ ]:** _____________ _____________

☐ ☐ ☐ ☐ ☐ ☐ 🌡 _________

Kivun vakavuus

1	2	3	4	5	6	7	8	9	10

Liipaisimet

☐ Nälkä		☐ Unettomuus	
☐ Kirkkaat valot		☐ Sairaus	
☐ Kahvi		☐ Väsymys	
☐ Stressi työssä		☐ Hajut / Tuoksut	
☐ Stressi kotona		☐ Liike	
☐ Väliin jääneet ateriat		☐ Silmien rasitus	
☐ Ahdistus		☐ _____________	

Avustustoimenpiteet

Lääkitys	
Vesi	
Nukkua	
Harjoitus	
Muut	
Muut	

Huomautukset: _______________________________

Migreeni lokikirja

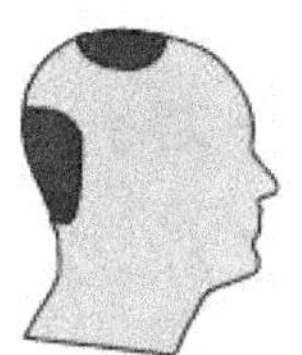 Kaula   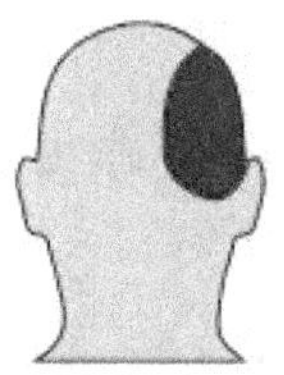 Migreeni   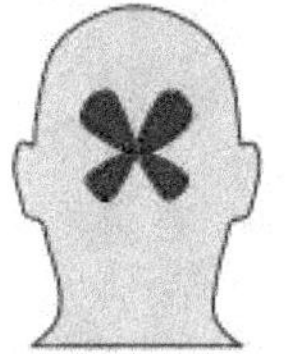 Poskiontelo   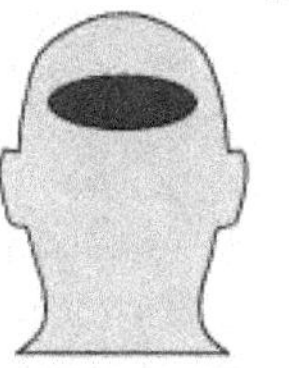 Jännitys   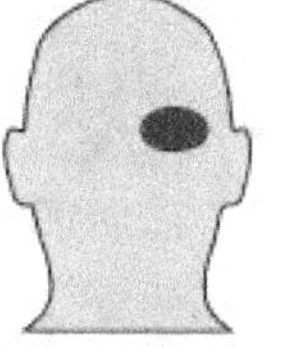 Klusteri   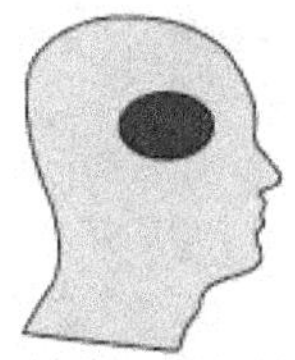 Leukanivelet

Päivämäärä: _____________   **Aika [ ]:** _________ _________

☐   ☐   ☐   ☐   ☐   ☐   _________

Kivun vakavuus

1	2	3	4	5	6	7	8	9	10

Liipaisimet

☐ Nälkä	☐ Unettomuus
☐ Kirkkaat valot	☐ Sairaus
☐ Kahvi	☐ Väsymys
☐ Stressi työssä	☐ Hajut / Tuoksut
☐ Stressi kotona	☐ Liike
☐ Väliin jääneet ateriat	☐ Silmien rasitus
☐ Ahdistus	☐ _____________

Avustustoimenpiteet

Lääkitys	
Vesi	
Nukkua	
Harjoitus	
Muut	
Muut	

Huomautukset:

Migreeni lokikirja

Migreeni lokikirja

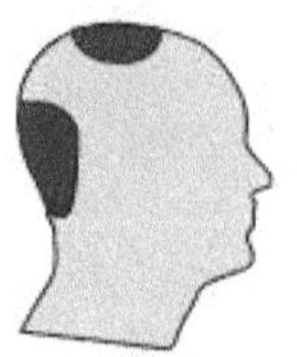 Kaula
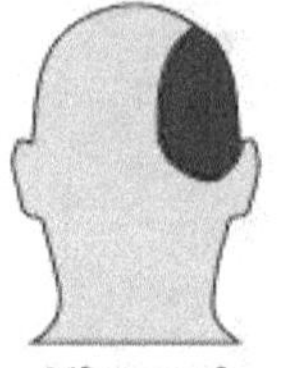 Migreeni
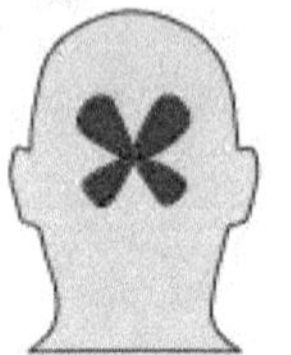 Poskiontelo
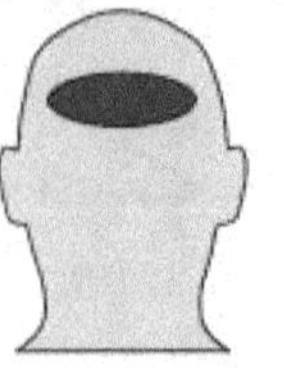 Jännitys
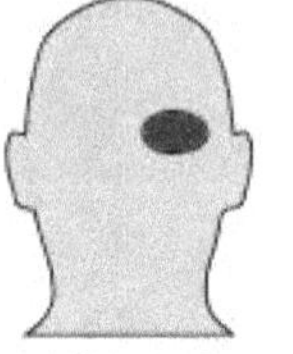 Klusteri
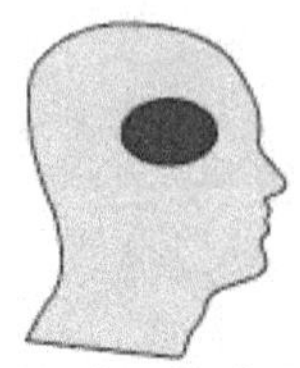 Leukanivelet

Päivämäärä: ______________   **Aika [ ]:** ______________ ______________

☐   ☐   ☐   ☐   ☐   ☐

Kivun vakavuus

1	2	3	4	5	6	7	8	9	10

Liipaisimet

☐ Nälkä	☐ Unettomuus
☐ Kirkkaat valot	☐ Sairaus
☐ Kahvi	☐ Väsymys
☐ Stressi työssä	☐ Hajut / Tuoksut
☐ Stressi kotona	☐ Liike
☐ Väliin jääneet ateriat	☐ Silmien rasitus
☐ Ahdistus	☐ ______________

Avustustoimenpiteet

Lääkitys	
Vesi	
Nukkua	
Harjoitus	
Muut	
Muut	

Huomautukset:

Migreeni lokikirja

Migreeni lokikirja

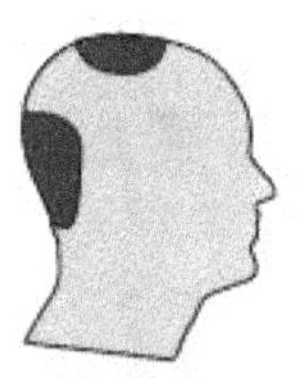 Kaula

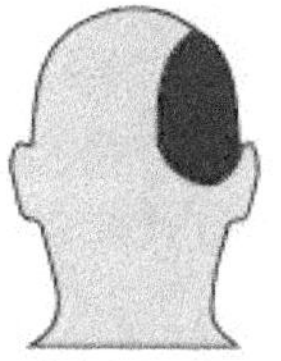 Migreeni

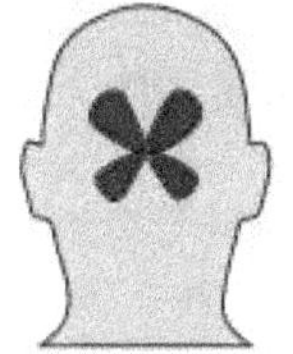 Poskiontelo

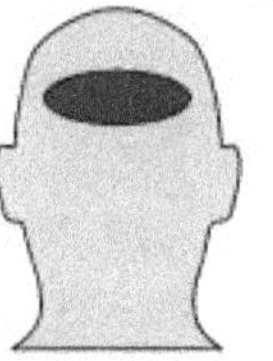 Jännitys

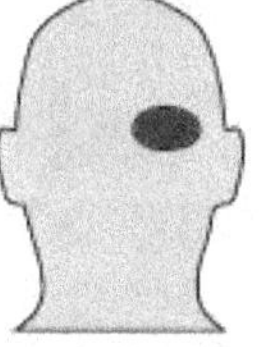 Klusteri

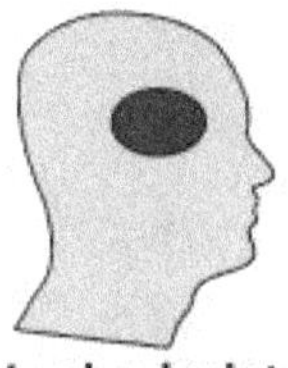 Leukanivelet

Päivämäärä: _____________   **Aika [ ]:** _________ _________

☐	☐	☐	☐	☐	☐

Kivun vakavuus

1	2	3	4	5	6	7	8	9	10

Liipaisimet

☐ Nälkä	☐ Unettomuus
☐ Kirkkaat valot	☐ Sairaus
☐ Kahvi	☐ Väsymys
☐ Stressi työssä	☐ Hajut / Tuoksut
☐ Stressi kotona	☐ Liike
☐ Väliin jääneet ateriat	☐ Silmien rasitus
☐ Ahdistus	☐ _____________

Avustustoimenpiteet

Lääkitys	
Vesi	
Nukkua	
Harjoitus	
Muut	
Muut	

Huomautukset:

Migreeni lokikirja

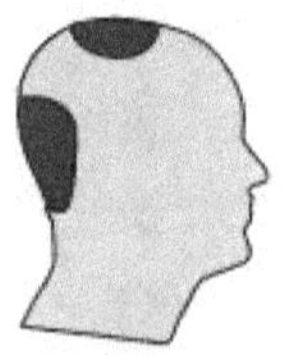 Kaula
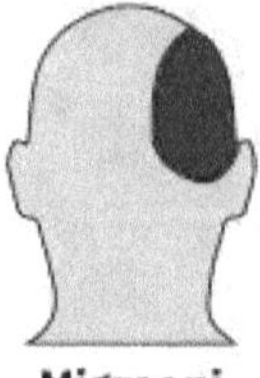 Migreeni
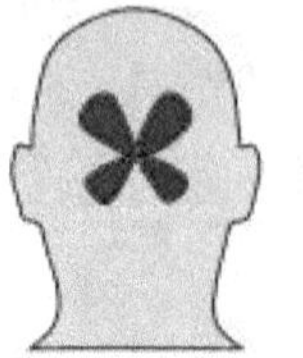 Poskiontelo
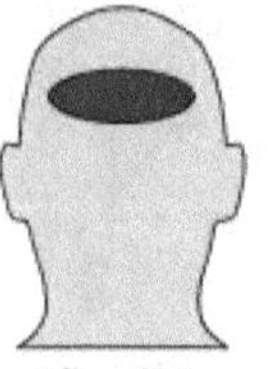 Jännitys
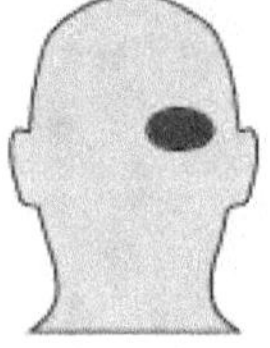 Klusteri
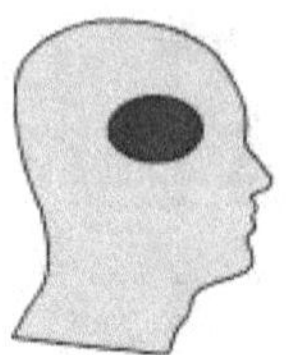 Leukanivelet

Päivämäärä: ______________   **Aika [ ]:** ______________ ______________

☐   ☐   ☐   ☐   ☐   ☐   🌡 ______

Kivun vakavuus

1	2	3	4	5	6	7	8	9	10

Liipaisimet

☐ Nälkä	☐ Unettomuus
☐ Kirkkaat valot	☐ Sairaus
☐ Kahvi	☐ Väsymys
☐ Stressi työssä	☐ Hajut / Tuoksut
☐ Stressi kotona	☐ Liike
☐ Väliin jääneet ateriat	☐ Silmien rasitus
☐ Ahdistus	☐ ______________

Avustustoimenpiteet

Lääkitys	
Vesi	
Nukkua	
Harjoitus	
Muut	
Muut	

Huomautukset: ______________________________

Migreeni lokikirja

Migreeni lokikirja

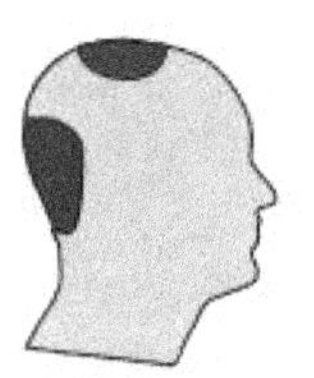

Kaula

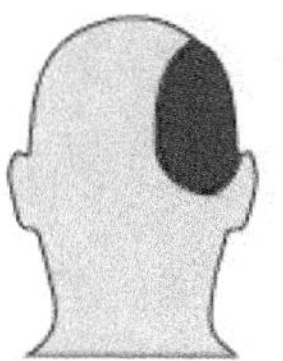

Migreeni

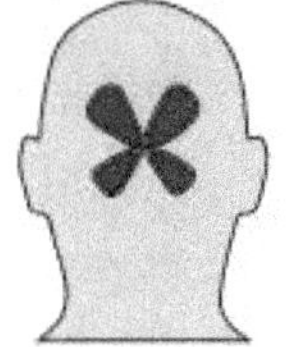

Poskiontelo

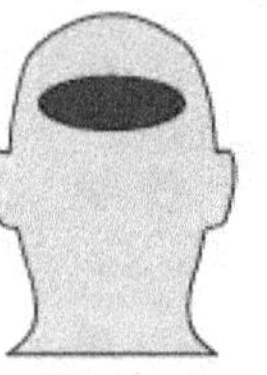

Jännitys

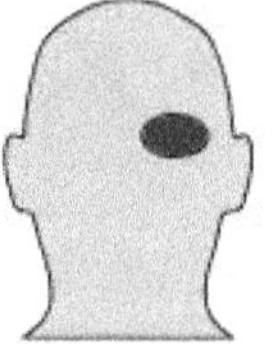

Klusteri

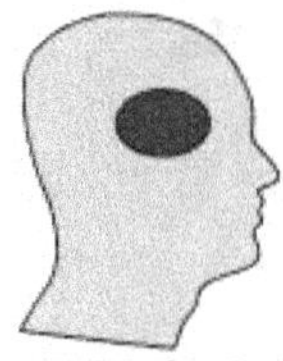

Leukanivelet

Päivämäärä: _______________ **Aika [ ]:** _______________ _______________

Kivun vakavuus

1	2	3	4	5	6	7	8	9	10

Liipaisimet

- ☐ Nälkä
- ☐ Kirkkaat valot
- ☐ Kahvi
- ☐ Stressi työssä
- ☐ Stressi kotona
- ☐ Väliin jääneet ateriat
- ☐ Ahdistus
- ☐ Unettomuus
- ☐ Sairaus
- ☐ Väsymys
- ☐ Hajut / Tuoksut
- ☐ Liike
- ☐ Silmien rasitus
- ☐ _______________

Avustustoimenpiteet

Lääkitys	
Vesi	
Nukkua	
Harjoitus	
Muut	
Muut	

Huomautukset: _______________

Migreeni lokikirja

Migreeni lokikirja

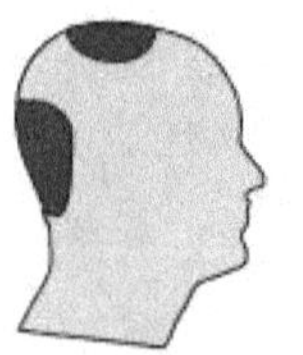 Kaula

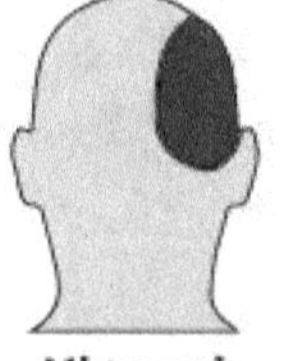 Migreeni

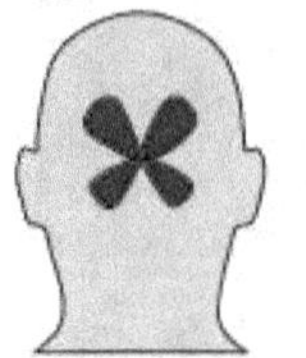 Poskiontelo

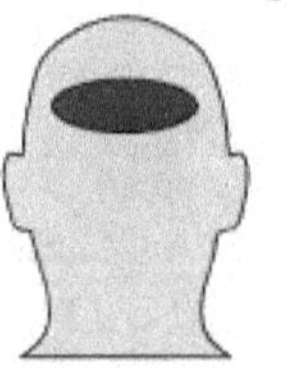 Jännitys

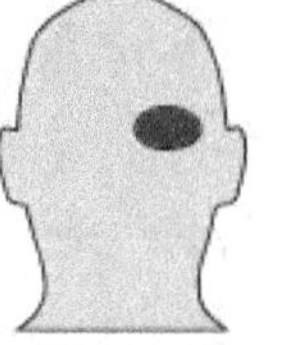 Klusteri

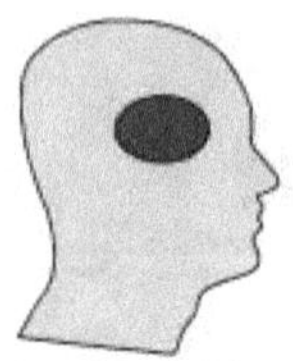 Leukanivelet

Päivämäärä: _____________   **Aika [ ]:** _________ _________

☐   ☐   ☐   ☐   ☐   ☐   🌡 _______

Kivun vakavuus

1	2	3	4	5	6	7	8	9	10

Liipaisimet

☐ Nälkä   ☐ Unettomuus

☐ Kirkkaat valot   ☐ Sairaus

☐ Kahvi   ☐ Väsymys

☐ Stressi työssä   ☐ Hajut / Tuoksut

☐ Stressi kotona   ☐ Liike

☐ Väliin jääneet ateriat   ☐ Silmien rasitus

☐ Ahdistus   ☐ _______________

Avustustoimenpiteet

Lääkitys	
Vesi	
Nukkua	
Harjoitus	
Muut	
Muut	

Huomautukset:

Migreeni lokikirja

Migreeni lokikirja

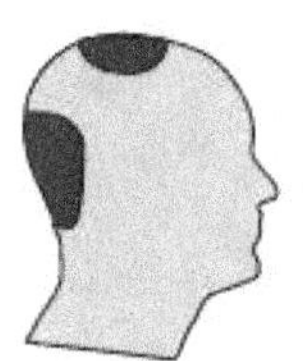

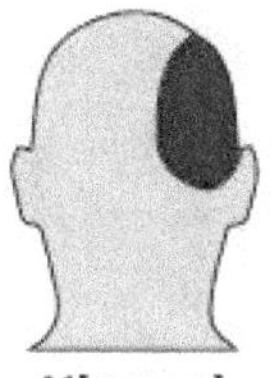

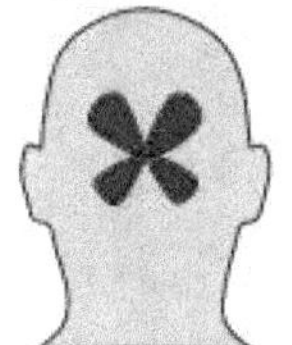

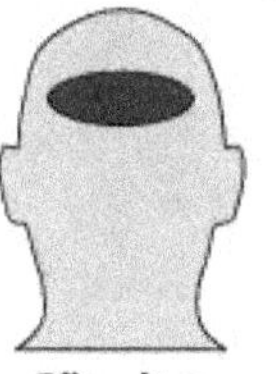

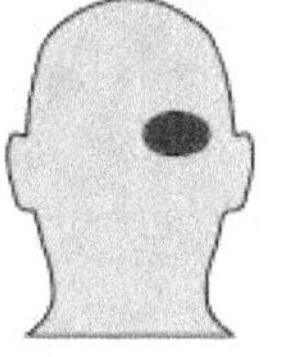

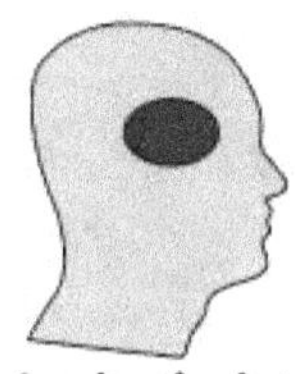

Päivämäärä: _______________   **Aika [ ]:** _______________

Kivun vakavuus

1	2	3	4	5	6	7	8	9	10

Liipaisimet

☐ Nälkä	☐ Unettomuus
☐ Kirkkaat valot	☐ Sairaus
☐ Kahvi	☐ Väsymys
☐ Stressi työssä	☐ Hajut / Tuoksut
☐ Stressi kotona	☐ Liike
☐ Väliin jääneet ateriat	☐ Silmien rasitus
☐ Ahdistus	☐ _______________

Avustustoimenpiteet

Lääkitys	
Vesi	
Nukkua	
Harjoitus	
Muut	
Muut	

Huomautukset: ___________________________________

Migreeni lokikirja

Migreeni lokikirja

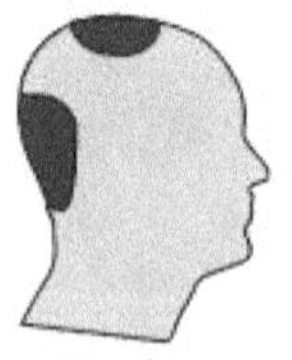 **Kaula**
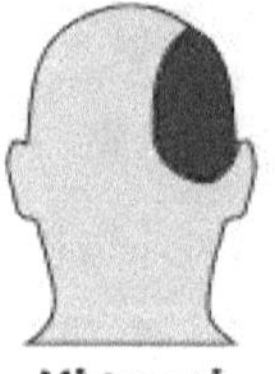 **Migreeni**
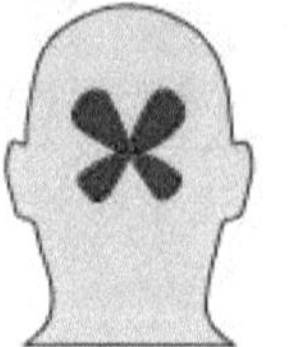 **Poskiontelo**
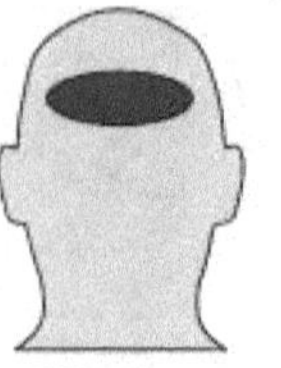 **Jännitys**
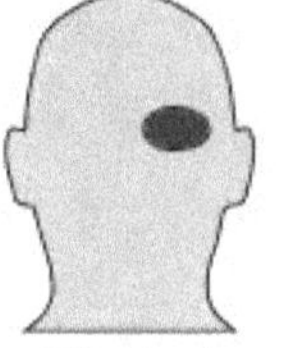 **Klusteri**
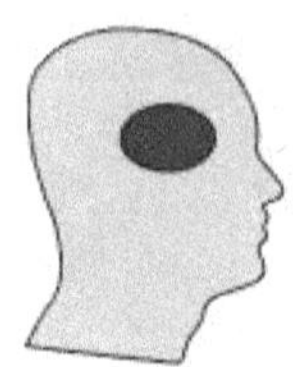 **Leukanivelet**

Päivämäärä: _______________ **Aika [ ]:** _______________ _______________

☐ ☐ ☐ ☐ ☐ ☐ _______________

Kivun vakavuus

1	2	3	4	5	6	7	8	9	10

Liipaisimet

☐ Nälkä	☐ Unettomuus
☐ Kirkkaat valot	☐ Sairaus
☐ Kahvi	☐ Väsymys
☐ Stressi työssä	☐ Hajut / Tuoksut
☐ Stressi kotona	☐ Liike
☐ Väliin jääneet ateriat	☐ Silmien rasitus
☐ Ahdistus	☐ _______________

Avustustoimenpiteet

Lääkitys	
Vesi	
Nukkua	
Harjoitus	
Muut	
Muut	

Huomautukset: _______________

Migreeni lokikirja
Migreeni lokikirja

Migreeni lokikirja

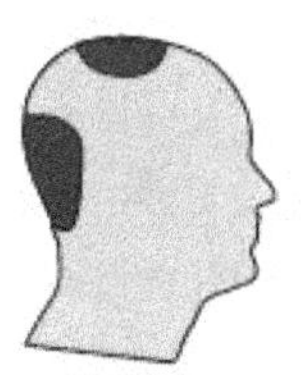 Kaula

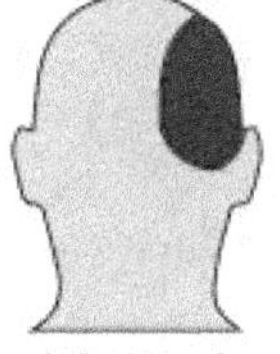 Migreeni

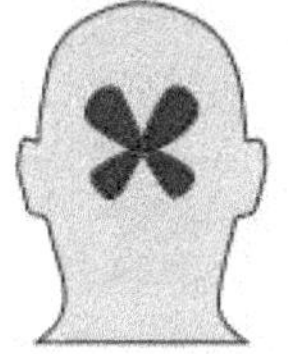 Poskiontelo

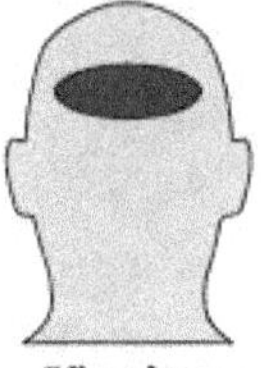 Jännitys

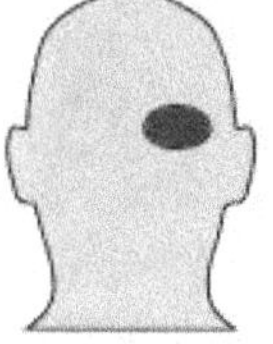 Klusteri

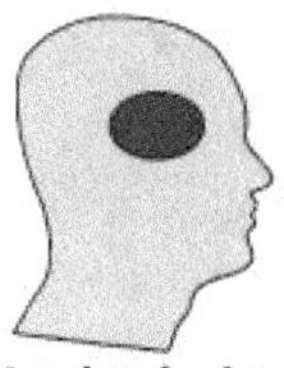 Leukanivelet

Päivämäärä: _____________ **Aika [ ]:** _____________ _____________

☀ ☐ ⛅ ☐ 🌤 ☐ 🌦 ☐ 🌧 ☐ 🌨 ☐ 🌡 _____________

Kivun vakavuus

1	2	3	4	5	6	7	8	9	10

Liipaisimet

☐ Nälkä	☐ Unettomuus
☐ Kirkkaat valot	☐ Sairaus
☐ Kahvi	☐ Väsymys
☐ Stressi työssä	☐ Hajut / Tuoksut
☐ Stressi kotona	☐ Liike
☐ Väliin jääneet ateriat	☐ Silmien rasitus
☐ Ahdistus	☐ _____________

Avustustoimenpiteet

Lääkitys	
Vesi	
Nukkua	
Harjoitus	
Muut	
Muut	

Huomautukset:

Migreeni lokikirja

Migreeni lokikirja

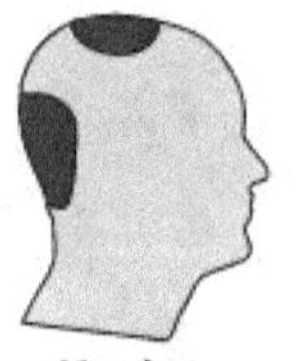 Kaula 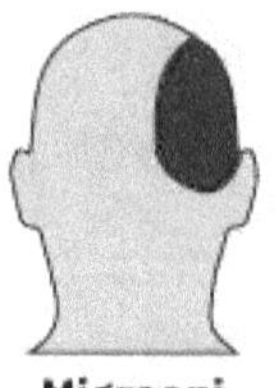 Migreeni 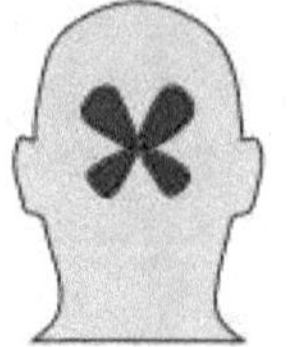 Poskiontelo 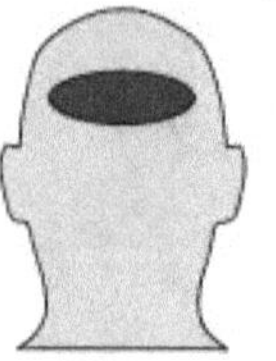 Jännitys 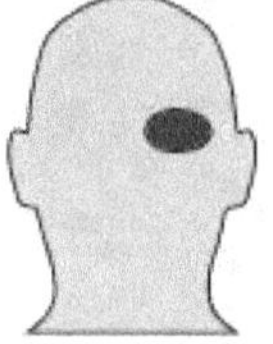 Klusteri 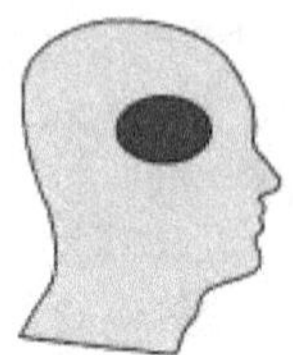 Leukanivelet

Päivämäärä: _____________   **Aika [ ]:** _________ _________

☐ ☐ ☐ ☐ ☐ ☐ 🌡 _______

Kivun vakavuus

1	2	3	4	5	6	7	8	9	10

Liipaisimet

☐ Nälkä ☐ Unettomuus

☐ Kirkkaat valot ☐ Sairaus

☐ Kahvi ☐ Väsymys

☐ Stressi työssä ☐ Hajut / Tuoksut

☐ Stressi kotona ☐ Liike

☐ Väliin jääneet ateriat ☐ Silmien rasitus

☐ Ahdistus ☐ _____________

Avustustoimenpiteet

Lääkitys	
Vesi	
Nukkua	
Harjoitus	
Muut	
Muut	

Huomautukset: _____________________

Migreeni lokikirja

Migreeni lokikirja

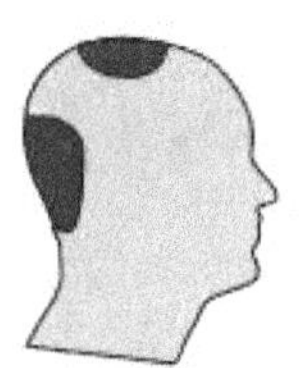 Kaula
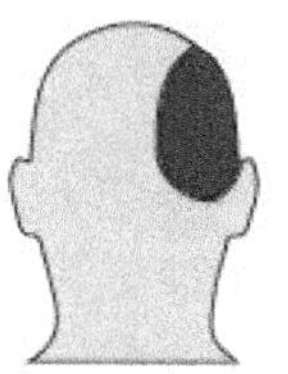 Migreeni
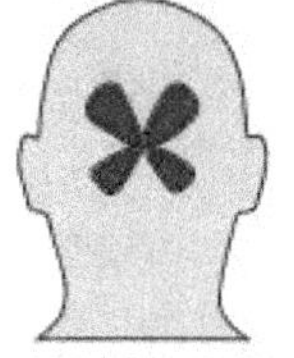 Poskiontelo
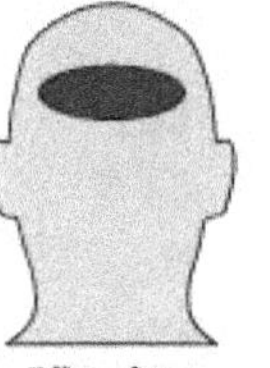 Jännitys
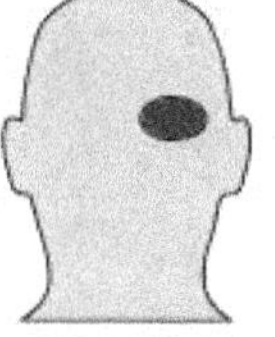 Klusteri
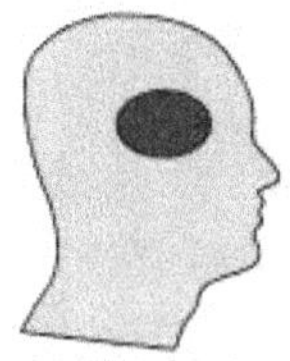 Leukanivelet

Päivämäärä: ______________   **Aika [ ]:** ______________ ______________

☐ ☐ ☐ ☐ ☐ ☐ 🌡 ______________

Kivun vakavuus

1	2	3	4	5	6	7	8	9	10

Liipaisimet

☐ Nälkä		☐ Unettomuus
☐ Kirkkaat valot		☐ Sairaus
☐ Kahvi		☐ Väsymys
☐ Stressi työssä		☐ Hajut / Tuoksut
☐ Stressi kotona		☐ Liike
☐ Väliin jääneet ateriat		☐ Silmien rasitus
☐ Ahdistus		☐ ______________

Avustustoimenpiteet

Lääkitys	
Vesi	
Nukkua	
Harjoitus	
Muut	
Muut	

Huomautukset:

Migreeni lokikirja

Migreeni lokikirja

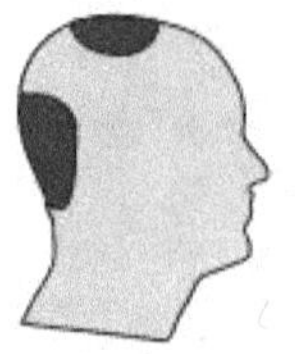
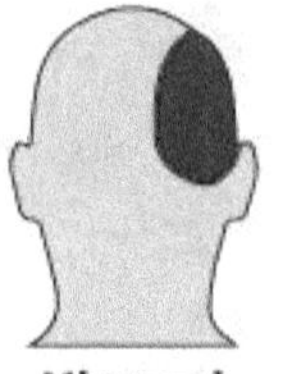
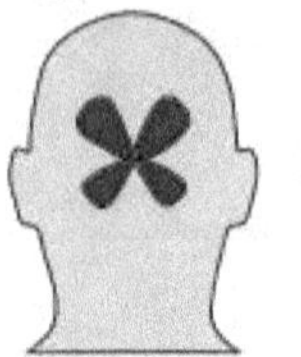
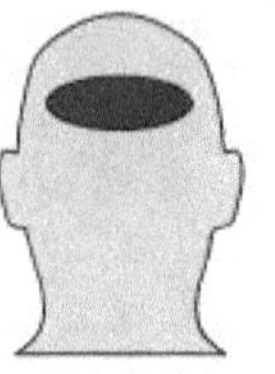
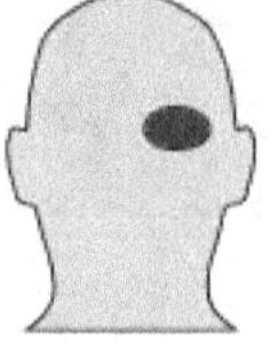
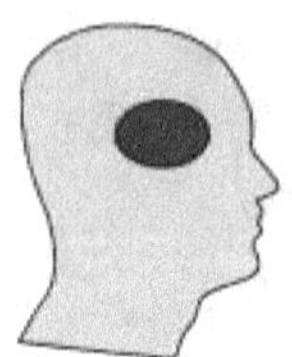

| Kaula | Migreeni | Poskiontelo | Jännitys | Klusteri | Leukanivelet |

Päivämäärä: ______________   **Aika [ ]:** __________ __________

☐ ☐ ☐ ☐ ☐ ☐ 🌡 __________

Kivun vakavuus

1	2	3	4	5	6	7	8	9	10

Liipaisimet

☐ Nälkä	☐ Unettomuus
☐ Kirkkaat valot	☐ Sairaus
☐ Kahvi	☐ Väsymys
☐ Stressi työssä	☐ Hajut / Tuoksut
☐ Stressi kotona	☐ Liike
☐ Väliin jääneet ateriat	☐ Silmien rasitus
☐ Ahdistus	☐ ______________

Avustustoimenpiteet

Lääkitys	
Vesi	
Nukkua	
Harjoitus	
Muut	
Muut	

Huomautukset: ____________________

Migreeni lokikirja

Migreeni lokikirja

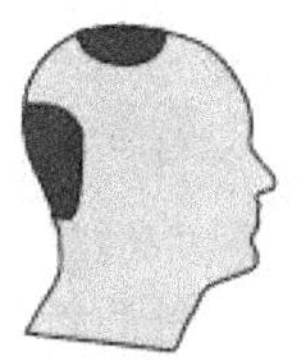 Kaula   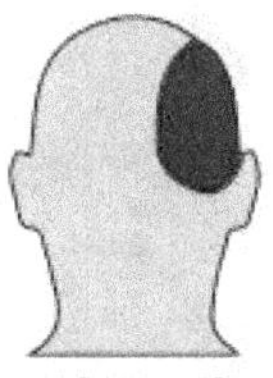 Migreeni   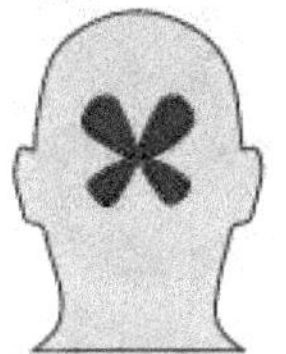 Poskiontelo   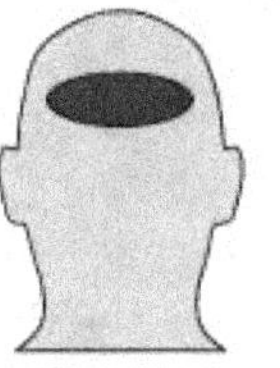 Jännitys   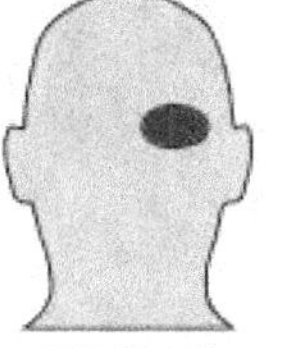 Klusteri   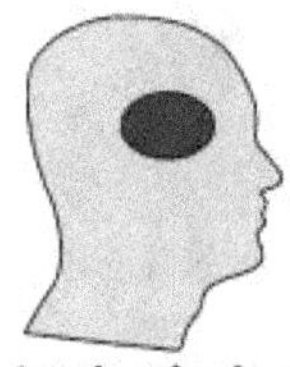 Leukanivelet

Päivämäärä: _____________   **Aika [ ]:** _________ _________

Kivun vakavuus

1	2	3	4	5	6	7	8	9	10

Liipaisimet

☐ Nälkä	☐ Unettomuus
☐ Kirkkaat valot	☐ Sairaus
☐ Kahvi	☐ Väsymys
☐ Stressi työssä	☐ Hajut / Tuoksut
☐ Stressi kotona	☐ Liike
☐ Väliin jääneet ateriat	☐ Silmien rasitus
☐ Ahdistus	☐ _____________

Avustustoimenpiteet

Lääkitys	
Vesi	
Nukkua	
Harjoitus	
Muut	
Muut	

Huomautukset:

Migreeni lokikirja

Migreeni lokikirja

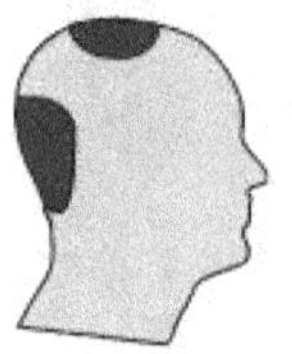 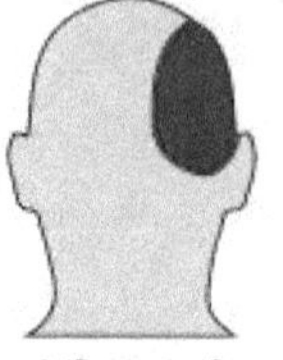 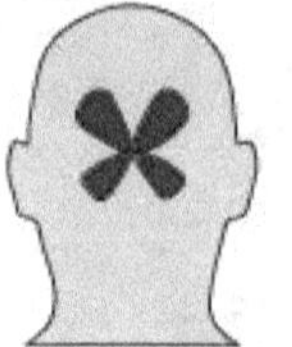 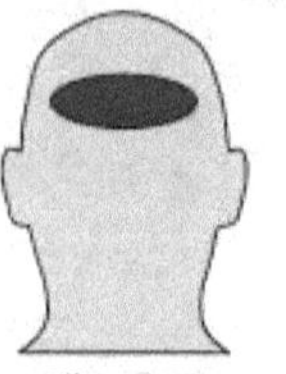 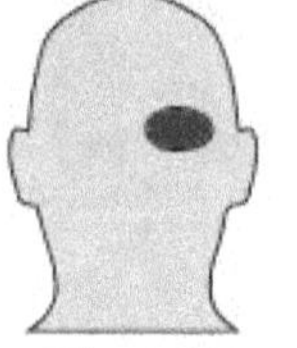 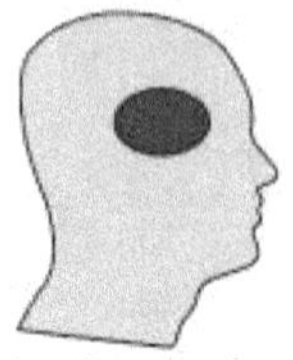

| Kaula | Migreeni | Poskiontelo | Jännitys | Klusteri | Leukanivelet |

Päivämäärä: _____________   **Aika [ ]:** _____________ _____________

☀ ☐   ☁ ☐   ☁ ☐   ☁ ☐   ☁ ☐   ☁ ☐   🌡 _________

Kivun vakavuus

1	2	3	4	5	6	7	8	9	10

Liipaisimet

☐ Nälkä	☐ Unettomuus
☐ Kirkkaat valot	☐ Sairaus
☐ Kahvi	☐ Väsymys
☐ Stressi työssä	☐ Hajut / Tuoksut
☐ Stressi kotona	☐ Liike
☐ Väliin jääneet ateriat	☐ Silmien rasitus
☐ Ahdistus	☐ _____________

Avustustoimenpiteet

Lääkitys	
Vesi	
Nukkua	
Harjoitus	
Muut	
Muut	

Huomautukset: _________________________________

Migreeni lokikirja

Migreeni lokikirja

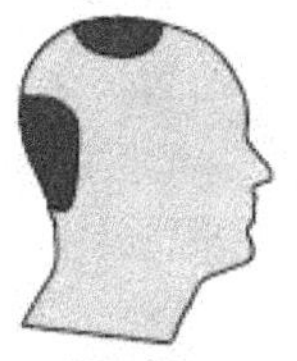 Kaula

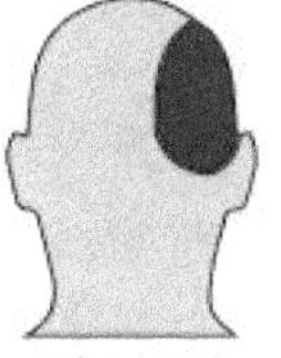 Migreeni

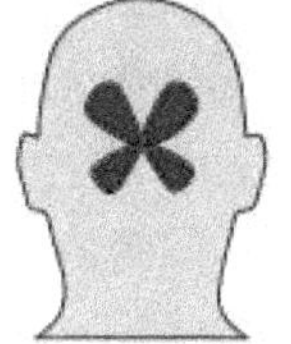 Poskiontelo

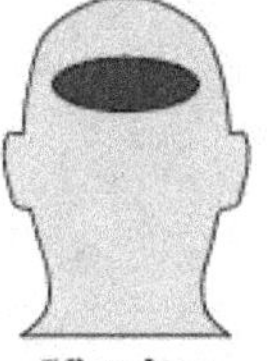 Jännitys

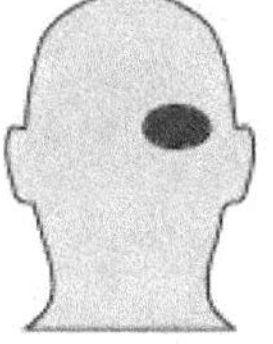 Klusteri

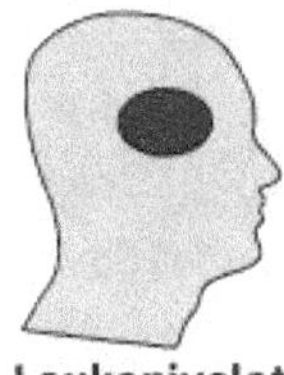 Leukanivelet

Päivämäärä: ______________   **Aika [ ]:** ______________ ______________

☐ ☐ ☐ ☐ ☐ ☐ 🌡 ______________

Kivun vakavuus

1	2	3	4	5	6	7	8	9	10

Liipaisimet

☐ Nälkä

☐ Kirkkaat valot

☐ Kahvi

☐ Stressi työssä

☐ Stressi kotona

☐ Väliin jääneet ateriat

☐ Ahdistus

☐ Unettomuus

☐ Sairaus

☐ Väsymys

☐ Hajut / Tuoksut

☐ Liike

☐ Silmien rasitus

☐ ______________

Avustustoimenpiteet

Lääkitys	
Vesi	
Nukkua	
Harjoitus	
Muut	
Muut	

Huomautukset:

Migreeni lokikirja

Migreeni lokikirja

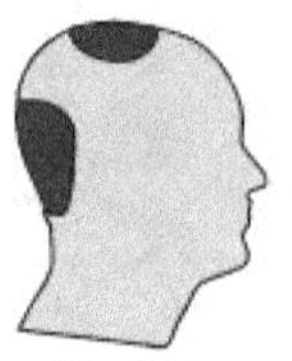 Kaula
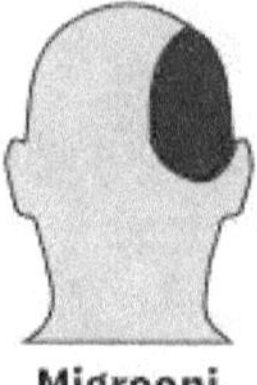 Migreeni
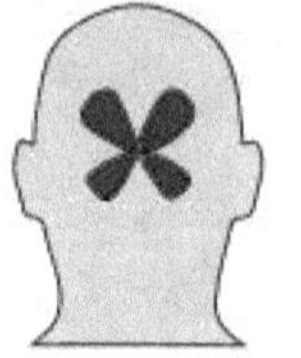 Poskiontelo
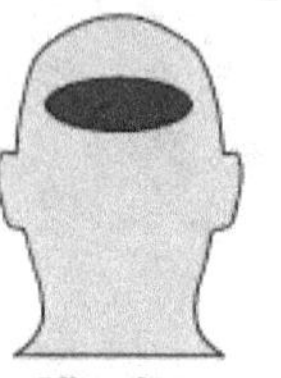 Jännitys
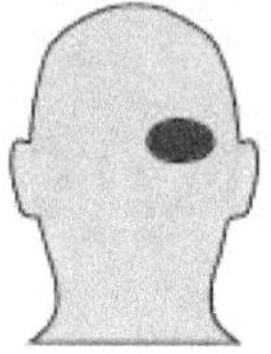 Klusteri
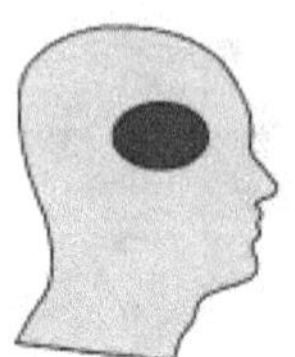 Leukanivelet

Päivämäärä: _____________ **Aika [ ]:** _________ _________

☐ ☀ ☐ ⛅ ☐ 🌦 ☐ 🌧 ☐ 🌧 ☐ 🌨 🌡 _______

Kivun vakavuus

1	2	3	4	5	6	7	8	9	10

Liipaisimet

☐ Nälkä	☐ Unettomuus
☐ Kirkkaat valot	☐ Sairaus
☐ Kahvi	☐ Väsymys
☐ Stressi työssä	☐ Hajut / Tuoksut
☐ Stressi kotona	☐ Liike
☐ Väliin jääneet ateriat	☐ Silmien rasitus
☐ Ahdistus	☐ _____________

Avustustoimenpiteet

Lääkitys	
Vesi	
Nukkua	
Harjoitus	
Muut	
Muut	

Huomautukset:

Migreeni lokikirja

Migreeni lokikirja

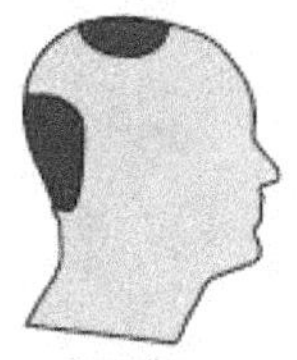
Kaula

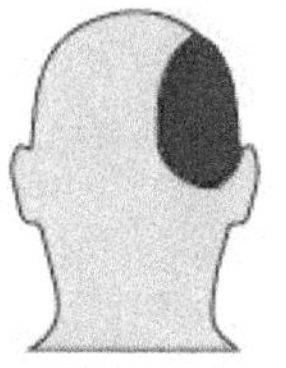
Migreeni

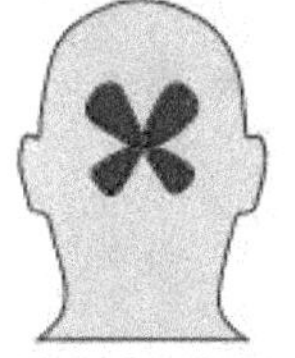
Poskiontelo

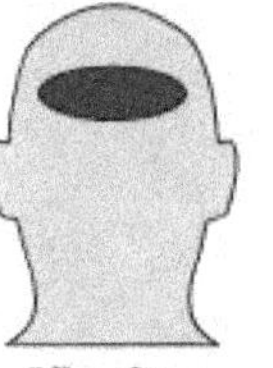
Jännitys

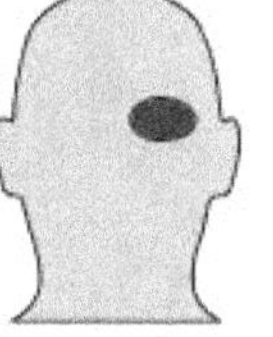
Klusteri

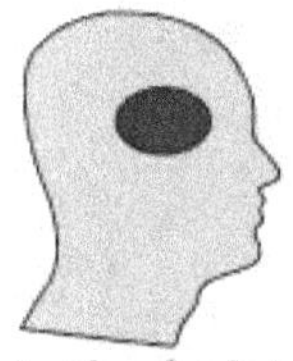
Leukanivelet

Päivämäärä: _____________   **Aika [ ]:** _____________

☐ ☐ ☐ ☐ ☐ ☐   🌡 _________

Kivun vakavuus

1	2	3	4	5	6	7	8	9	10

Liipaisimet

☐ Nälkä	☐ Unettomuus
☐ Kirkkaat valot	☐ Sairaus
☐ Kahvi	☐ Väsymys
☐ Stressi työssä	☐ Hajut / Tuoksut
☐ Stressi kotona	☐ Liike
☐ Väliin jääneet ateriat	☐ Silmien rasitus
☐ Ahdistus	☐ _____________

Avustustoimenpiteet

Lääkitys	
Vesi	
Nukkua	
Harjoitus	
Muut	
Muut	

Huomautukset:
____

Migreeni lokikirja

Migreeni lokikirja

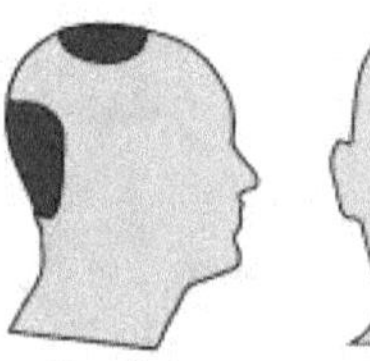 Kaula
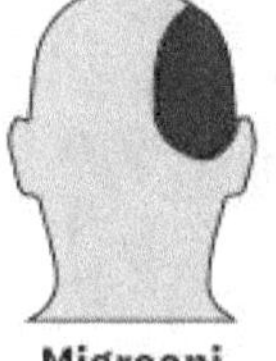 Migreeni
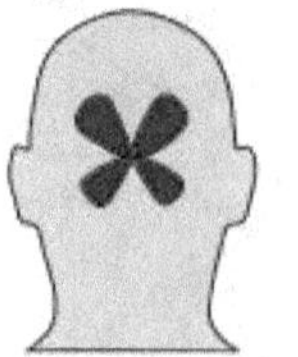 Poskiontelo
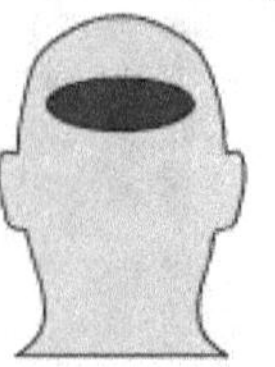 Jännitys
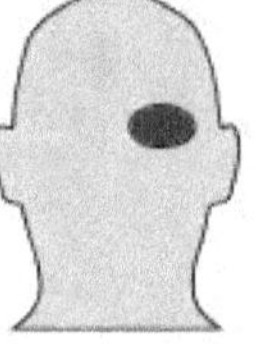 Klusteri
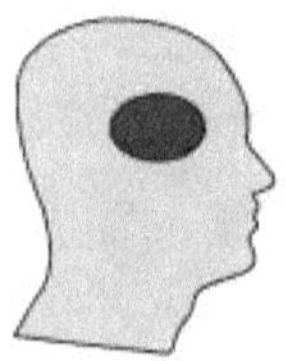 Leukanivelet

Päivämäärä: _____________ **Aika [ ]:** _____________ _____________

☐ ☐ ☐ ☐ ☐ ☐ 🌡 _______

Kivun vakavuus

1	2	3	4	5	6	7	8	9	10

Liipaisimet

☐ Nälkä		☐ Unettomuus	
☐ Kirkkaat valot		☐ Sairaus	
☐ Kahvi		☐ Väsymys	
☐ Stressi työssä		☐ Hajut / Tuoksut	
☐ Stressi kotona		☐ Liike	
☐ Väliin jääneet ateriat		☐ Silmien rasitus	
☐ Ahdistus		☐ _______________	

Avustustoimenpiteet

Lääkitys	
Vesi	
Nukkua	
Harjoitus	
Muut	
Muut	

Huomautukset:

Migreeni lokikirja

Migreeni lokikirja

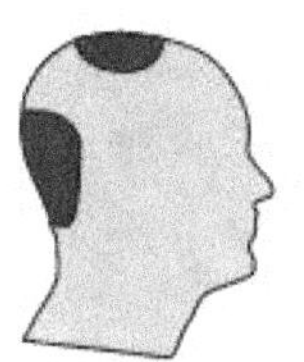 Kaula
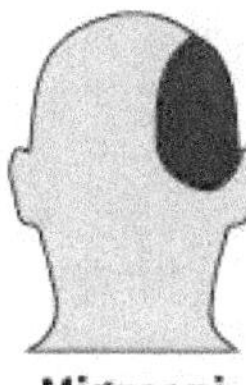 Migreeni
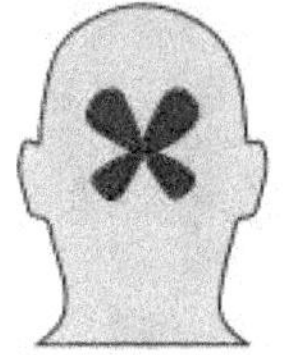 Poskiontelo
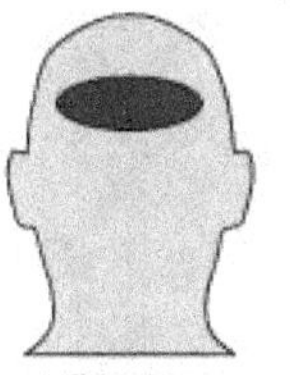 Jännitys
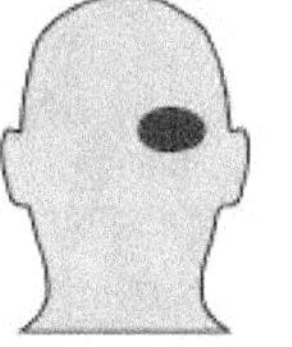 Klusteri
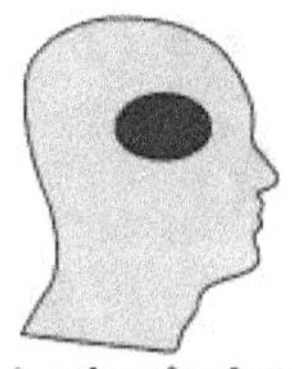 Leukanivelet

Päivämäärä: _______________   **Aika [ ]:** _______________ _______________

☐ ☐ ☐ ☐ ☐ ☐ 🌡 _______________

Kivun vakavuus

1	2	3	4	5	6	7	8	9	10

Liipaisimet

☐ Nälkä		☐ Unettomuus
☐ Kirkkaat valot		☐ Sairaus
☐ Kahvi		☐ Väsymys
☐ Stressi työssä		☐ Hajut / Tuoksut
☐ Stressi kotona		☐ Liike
☐ Väliin jääneet ateriat		☐ Silmien rasitus
☐ Ahdistus		☐ _______________

Avustustoimenpiteet

Lääkitys	
Vesi	
Nukkua	
Harjoitus	
Muut	
Muut	

Huomautukset:

Migreeni lokikirja

Migreeni lokikirja

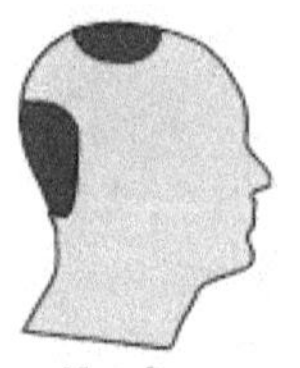 Kaula 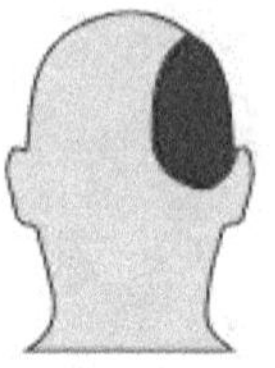 Migreeni 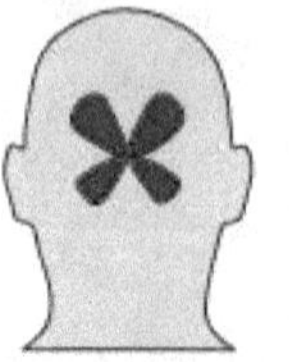 Poskiontelo 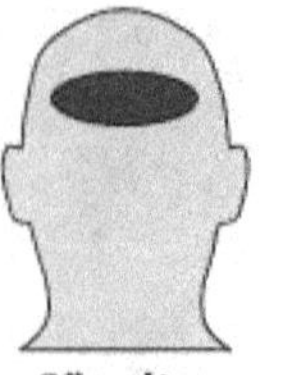 Jännitys 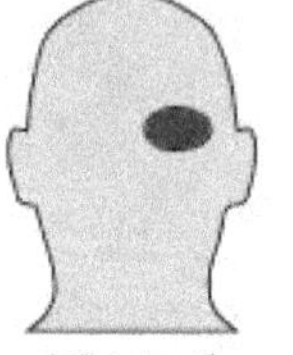 Klusteri 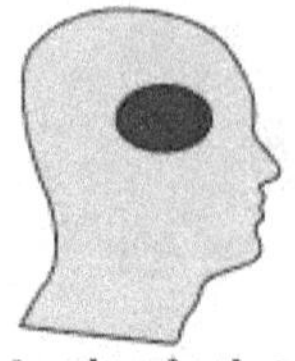 Leukanivelet

Päivämäärä: ______________   **Aika [ ]:** ______________   ______________

☐   ☐   ☐   ☐   ☐   ☐   🌡 ______________

Kivun vakavuus

1	2	3	4	5	6	7	8	9	10

Liipaisimet

☐ Nälkä	☐ Unettomuus
☐ Kirkkaat valot	☐ Sairaus
☐ Kahvi	☐ Väsymys
☐ Stressi työssä	☐ Hajut / Tuoksut
☐ Stressi kotona	☐ Liike
☐ Väliin jääneet ateriat	☐ Silmien rasitus
☐ Ahdistus	☐ ______________

Avustustoimenpiteet

Lääkitys	
Vesi	
Nukkua	
Harjoitus	
Muut	
Muut	

Huomautukset: ______________________

Migreeni lokikirja

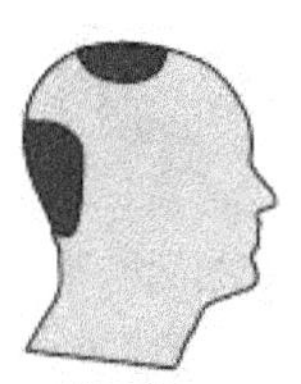 Kaula
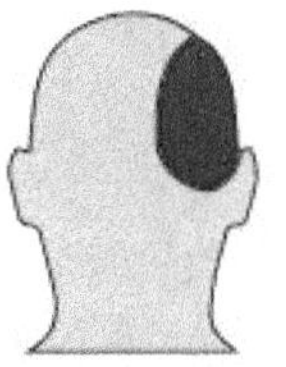 Migreeni
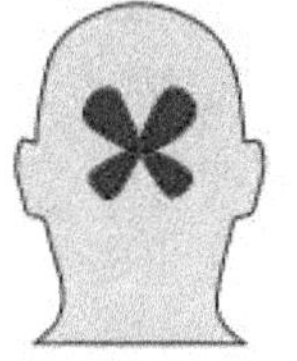 Poskiontelo
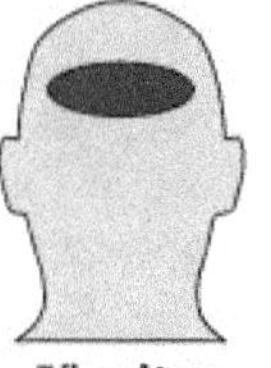 Jännitys
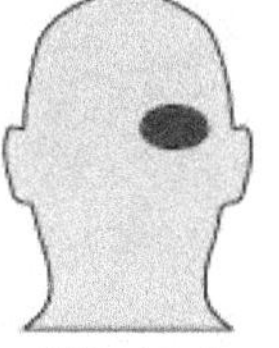 Klusteri
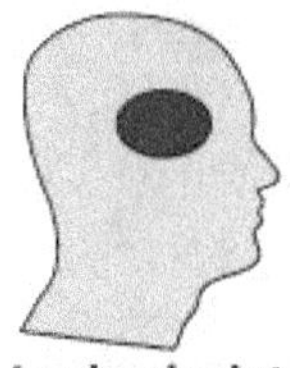 Leukanivelet

Päivämäärä: _____________   **Aika [ ]:** _____________   _____________

☐   ☐   ☐   ☐   ☐   ☐

Kivun vakavuus

1	2	3	4	5	6	7	8	9	10

Liipaisimet

☐ Nälkä	☐ Unettomuus
☐ Kirkkaat valot	☐ Sairaus
☐ Kahvi	☐ Väsymys
☐ Stressi työssä	☐ Hajut / Tuoksut
☐ Stressi kotona	☐ Liike
☐ Väliin jääneet ateriat	☐ Silmien rasitus
☐ Ahdistus	☐ _____________

Avustustoimenpiteet

Lääkitys	
Vesi	
Nukkua	
Harjoitus	
Muut	
Muut	

Huomautukset:

Migreeni lokikirja

Migreeni lokikirja

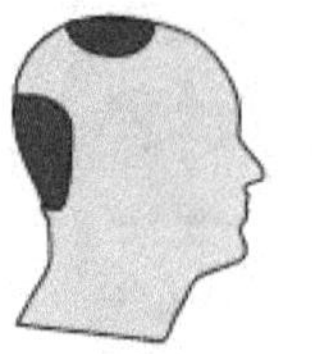 Kaula

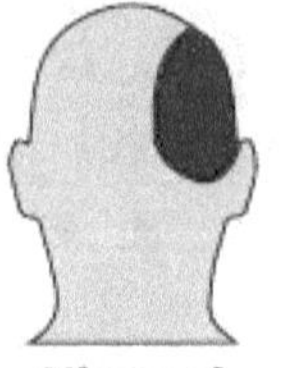 Migreeni

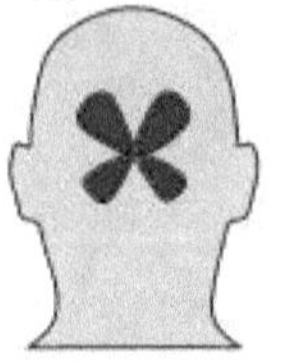 Poskiontelo

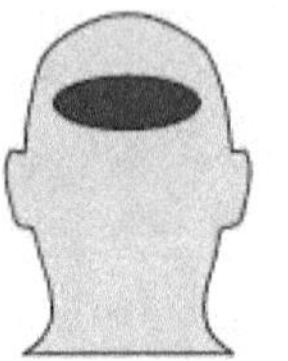 Jännitys

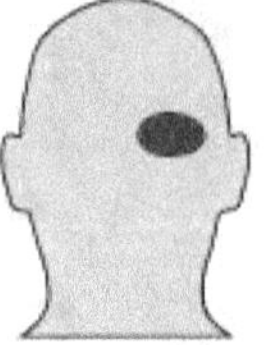 Klusteri

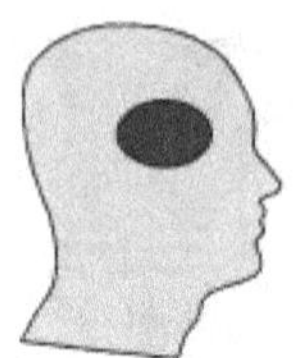 Leukanivelet

Päivämäärä: _____________   Aika [ ]: _____________   _____________

☀ ☐   ⛅ ☐   🌤 ☐   🌦 ☐   🌧 ☐   🌨 ☐   🌡 _____________

Kivun vakavuus

1	2	3	4	5	6	7	8	9	10

Liipaisimet

☐ Nälkä   ☐ Unettomuus

☐ Kirkkaat valot   ☐ Sairaus

☐ Kahvi   ☐ Väsymys

☐ Stressi työssä   ☐ Hajut / Tuoksut

☐ Stressi kotona   ☐ Liike

☐ Väliin jääneet ateriat ☐ Silmien rasitus

☐ Ahdistus   ☐ _____________

Avustustoimenpiteet

Lääkitys	
Vesi	
Nukkua	
Harjoitus	
Muut	
Muut	

Huomautukset: ____

Migreeni lokikirja

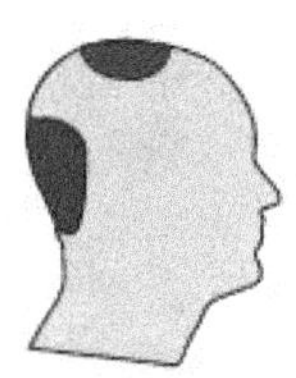
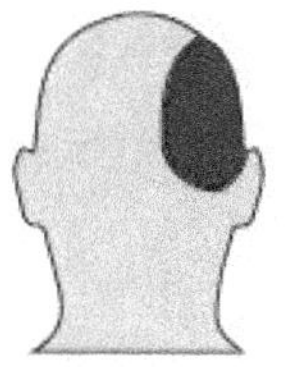
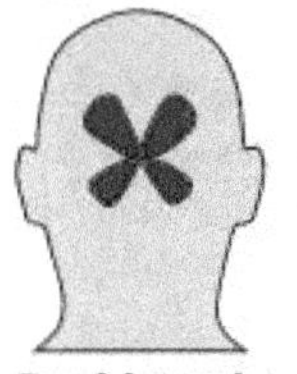
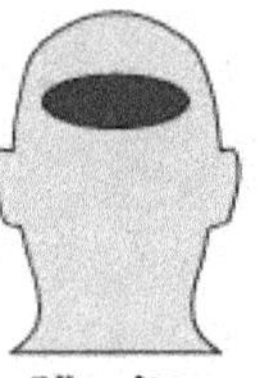
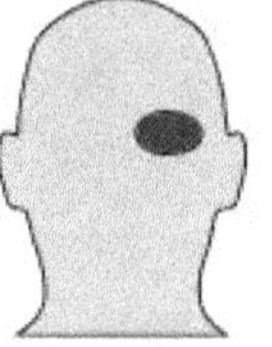
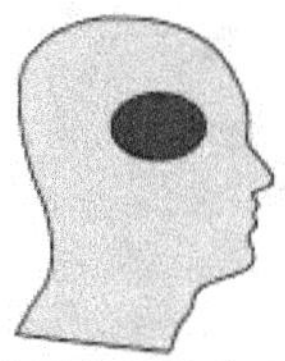

Kaula	Migreeni	Poskiontelo	Jännitys	Klusteri	Leukanivelet

Päivämäärä: _____________   **Aika [ ]:** _____________

Kivun vakavuus

1	2	3	4	5	6	7	8	9	10

Liipaisimet

- ☐ Nälkä
- ☐ Kirkkaat valot
- ☐ Kahvi
- ☐ Stressi työssä
- ☐ Stressi kotona
- ☐ Väliin jääneet ateriat
- ☐ Ahdistus

- ☐ Unettomuus
- ☐ Sairaus
- ☐ Väsymys
- ☐ Hajut / Tuoksut
- ☐ Liike
- ☐ Silmien rasitus
- ☐ _____________

Avustustoimenpiteet

Lääkitys	
Vesi	
Nukkua	
Harjoitus	
Muut	
Muut	

Huomautukset:

Migreeni lokikirja

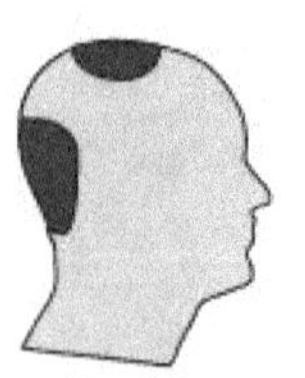 Kaula
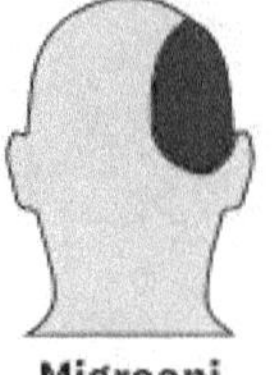 Migreeni
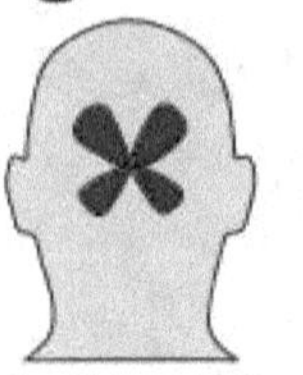 Poskiontelo
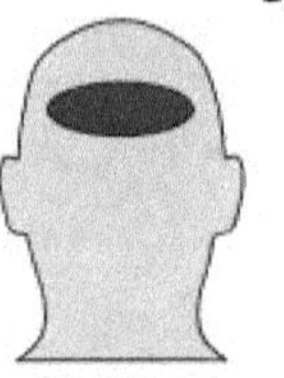 Jännitys
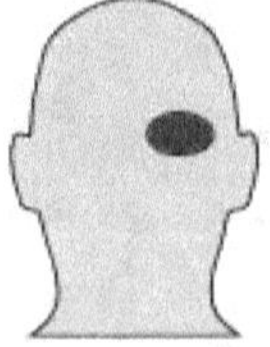 Klusteri
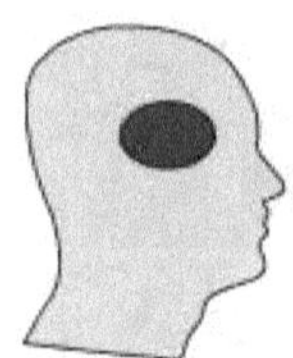 Leukanivelet

Päivämäärä: ___________ **Aika [ ]:** ___________ ___________

☐ ☐ ☐ ☐ ☐ ☐ 🌡 _______

Kivun vakavuus

1	2	3	4	5	6	7	8	9	10

Liipaisimet

☐ Nälkä   ☐ Unettomuus

☐ Kirkkaat valot   ☐ Sairaus

☐ Kahvi   ☐ Väsymys

☐ Stressi työssä   ☐ Hajut / Tuoksut

☐ Stressi kotona   ☐ Liike

☐ Väliin jääneet ateriat   ☐ Silmien rasitus

☐ Ahdistus   ☐ _______________

Avustustoimenpiteet

Lääkitys	
Vesi	
Nukkua	
Harjoitus	
Muut	
Muut	

Huomautukset:

Migreeni lokikirja

Migreeni lokikirja

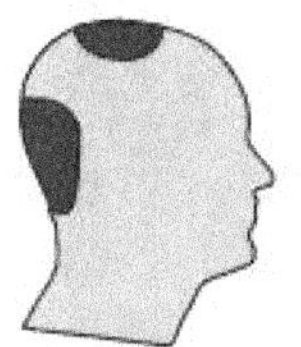
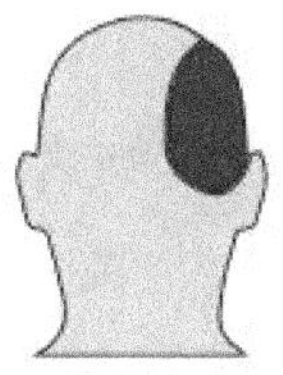
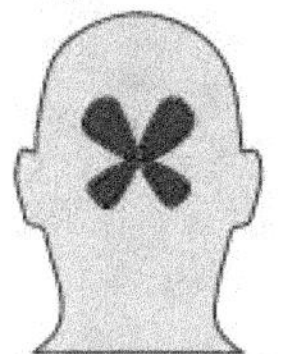
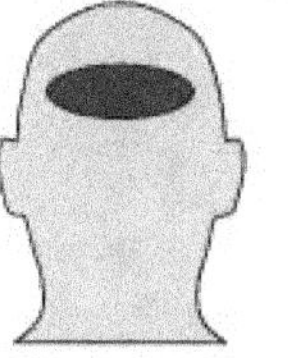
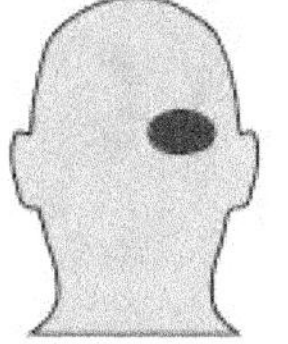
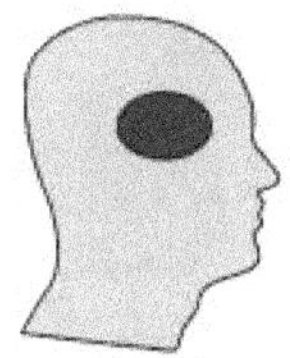

Kaula	Migreeni	Poskiontelo	Jännitys	Klusteri	Leukanivelet

Päivämäärä: _____________   **Aika [ ]:** _____________   _____________

□ □ □ □ □ □

Kivun vakavuus

1	2	3	4	5	6	7	8	9	10

Liipaisimet

□ Nälkä

□ Kirkkaat valot

□ Kahvi

□ Stressi työssä

□ Stressi kotona

□ Väliin jääneet ateriat

□ Ahdistus

□ Unettomuus

□ Sairaus

□ Väsymys

□ Hajut / Tuoksut

□ Liike

□ Silmien rasitus

□ _____________

Avustustoimenpiteet

Lääkitys	
Vesi	
Nukkua	
Harjoitus	
Muut	
Muut	

Huomautukset: ________________________________

Migreeni lokikirja

Migreeni lokikirja

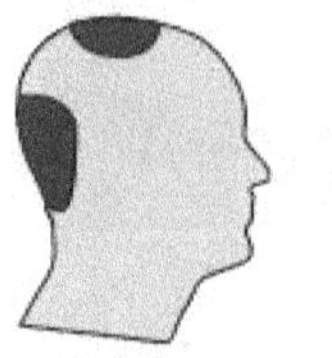 Kaula
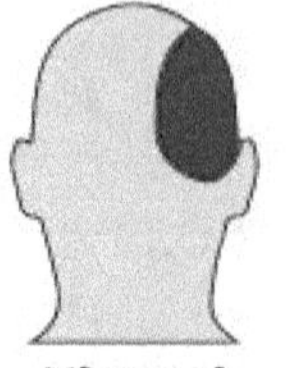 Migreeni
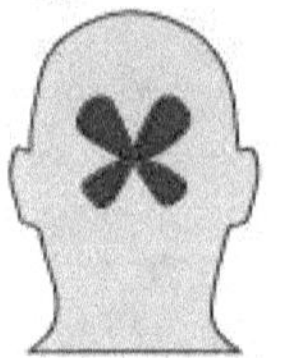 Poskiontelo
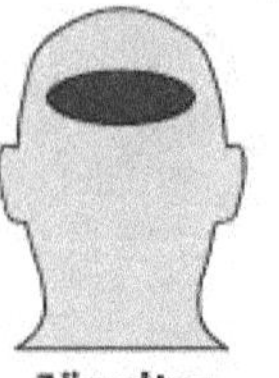 Jännitys
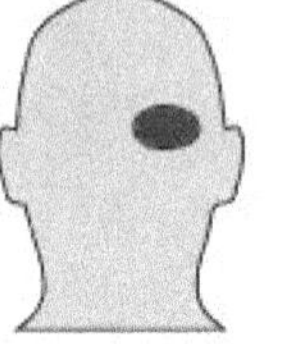 Klusteri
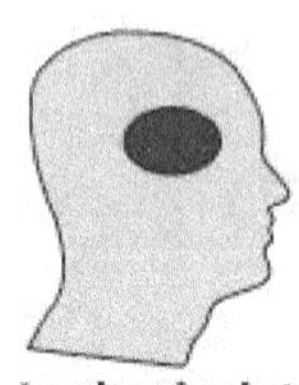 Leukanivelet

Päivämäärä: _______________   **Aika [ ]:** _______________

☐   ☐   ☐   ☐   ☐   ☐

Kivun vakavuus

1	2	3	4	5	6	7	8	9	10

Liipaisimet

☐ Nälkä	☐ Unettomuus
☐ Kirkkaat valot	☐ Sairaus
☐ Kahvi	☐ Väsymys
☐ Stressi työssä	☐ Hajut / Tuoksut
☐ Stressi kotona	☐ Liike
☐ Väliin jääneet ateriat	☐ Silmien rasitus
☐ Ahdistus	☐ _______________

Avustustoimenpiteet

Lääkitys	
Vesi	
Nukkua	
Harjoitus	
Muut	
Muut	

Huomautukset: _______________

Migreeni lokikirja

Migreeni lokikirja

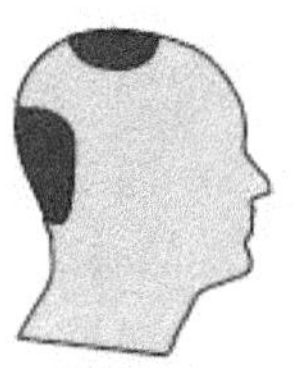 Kaula
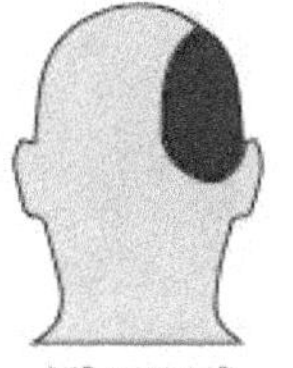 Migreeni
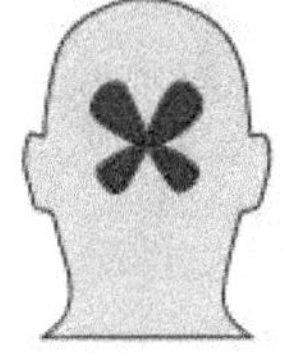 Poskiontelo
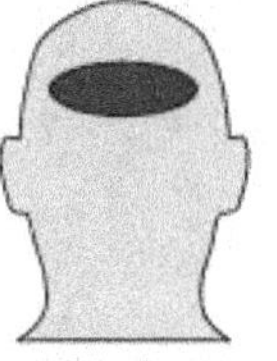 Jännitys
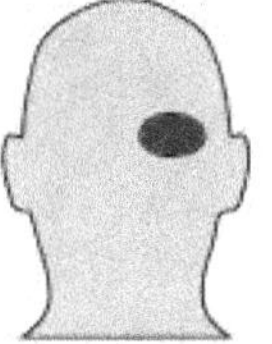 Klusteri
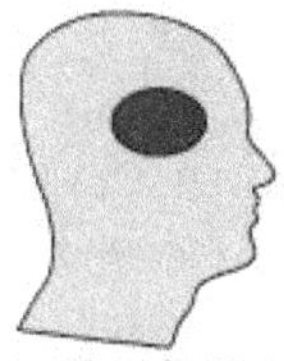 Leukanivelet

Päivämäärä: ___________   **Aika [ ]:** ___________   ___________

☐ ☐ ☐ ☐ ☐ ☐   🌡 ___________

Kivun vakavuus

1	2	3	4	5	6	7	8	9	10

Liipaisimet

☐ Nälkä   ☐ Unettomuus

☐ Kirkkaat valot   ☐ Sairaus

☐ Kahvi   ☐ Väsymys

☐ Stressi työssä   ☐ Hajut / Tuoksut

☐ Stressi kotona   ☐ Liike

☐ Väliin jääneet ateriat   ☐ Silmien rasitus

☐ Ahdistus   ☐ ___________

Avustustoimenpiteet

Lääkitys	
Vesi	
Nukkua	
Harjoitus	
Muut	
Muut	

Huomautukset:

Migreeni lokikirja

Migreeni lokikirja

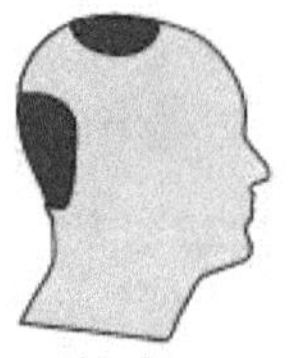
Kaula

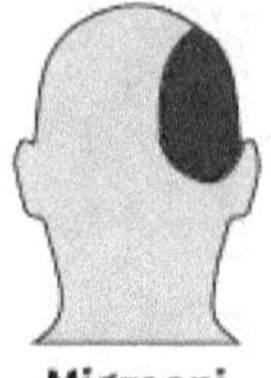
Migreeni

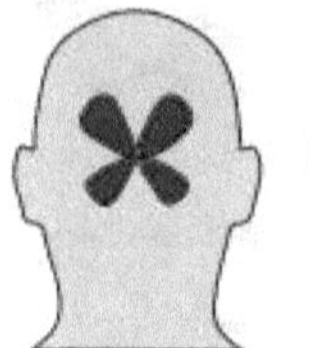
Poskiontelo

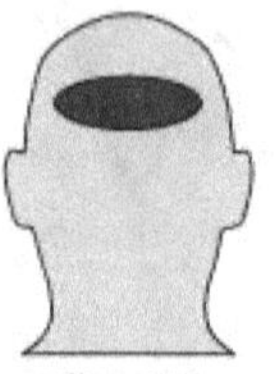
Jännitys

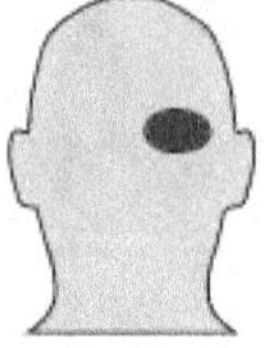
Klusteri

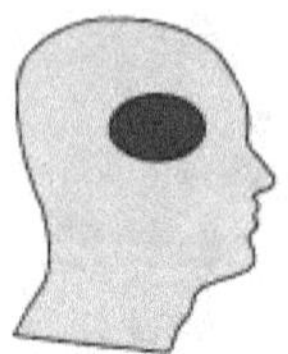
Leukanivelet

Päivämäärä: _____________   **Aika [ ]:** _____________   _____________

☐ ☐ ☐ ☐ ☐ ☐ 🌡 _________

Kivun vakavuus

1	2	3	4	5	6	7	8	9	10

Liipaisimet

☐ Nälkä	☐ Unettomuus
☐ Kirkkaat valot	☐ Sairaus
☐ Kahvi	☐ Väsymys
☐ Stressi työssä	☐ Hajut / Tuoksut
☐ Stressi kotona	☐ Liike
☐ Väliin jääneet ateriat	☐ Silmien rasitus
☐ Ahdistus	☐ _____________

Avustustoimenpiteet

Lääkitys	
Vesi	
Nukkua	
Harjoitus	
Muut	
Muut	

Huomautukset: _____________________________________

Migreeni lokikirja

Migreeni lokikirja

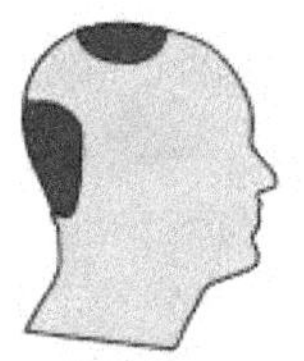 Kaula
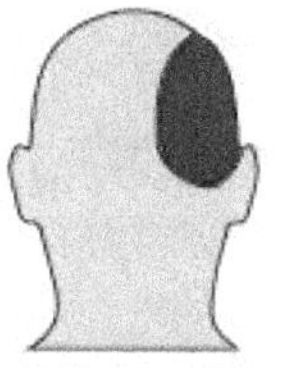 Migreeni
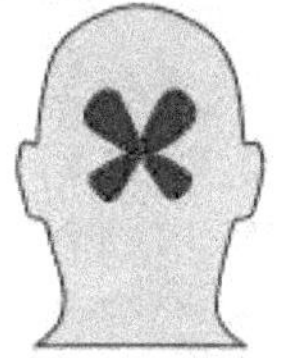 Poskiontelo
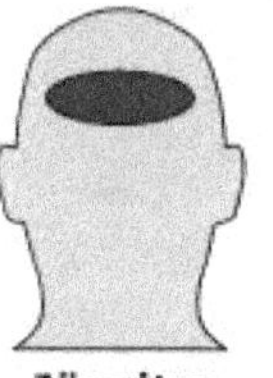 Jännitys
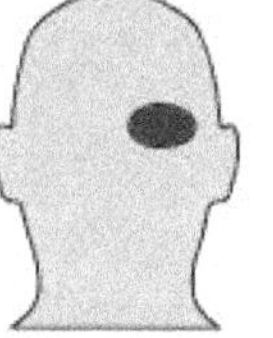 Klusteri
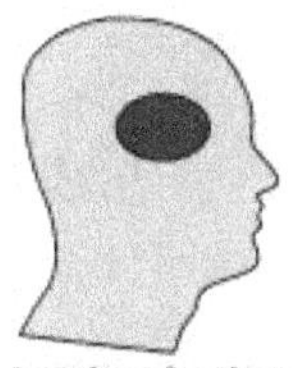 Leukanivelet

Päivämäärä: _______________   **Aika [ ]:** _______________ _______________

| ☐ | ☐ | ☐ | ☐ | ☐ | ☐ | 🌡 _______ |

Kivun vakavuus

1	2	3	4	5	6	7	8	9	10

Liipaisimet

☐ Nälkä	☐ Unettomuus
☐ Kirkkaat valot	☐ Sairaus
☐ Kahvi	☐ Väsymys
☐ Stressi työssä	☐ Hajut / Tuoksut
☐ Stressi kotona	☐ Liike
☐ Väliin jääneet ateriat	☐ Silmien rasitus
☐ Ahdistus	☐ _______________

Avustustoimenpiteet

Lääkitys	
Vesi	
Nukkua	
Harjoitus	
Muut	
Muut	

Huomautukset: _______________

Migreeni lokikirja

Migreeni lokikirja

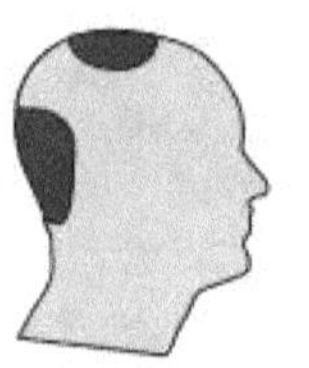 **Kaula** 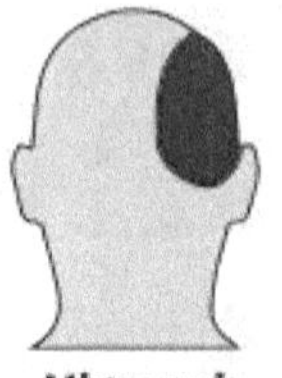 **Migreeni** 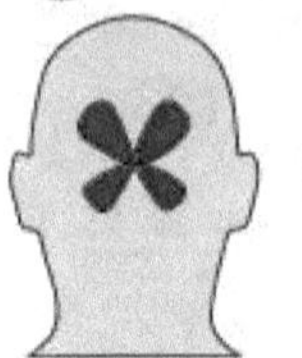 **Poskiontelo** **Jännitys** **Klusteri** **Leukanivelet**

Päivämäärä: ___________   **Aika [ ]:** ___________   ___________

□   □   □   □   □   □   🌡 ___________

Kivun vakavuus

1	2	3	4	5	6	7	8	9	10

Liipaisimet

□ Nälkä	□ Unettomuus
□ Kirkkaat valot	□ Sairaus
□ Kahvi	□ Väsymys
□ Stressi työssä	□ Hajut / Tuoksut
□ Stressi kotona	□ Liike
□ Väliin jääneet ateriat	□ Silmien rasitus
□ Ahdistus	□ ___________

Avustustoimenpiteet

Lääkitys	
Vesi	
Nukkua	
Harjoitus	
Muut	
Muut	

Huomautukset:

Migreeni lokikirja

Migreeni lokikirja

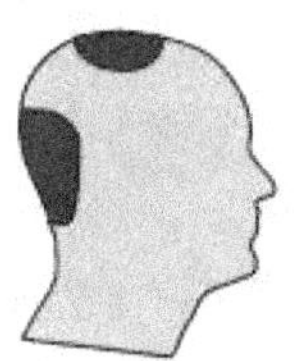 Kaula
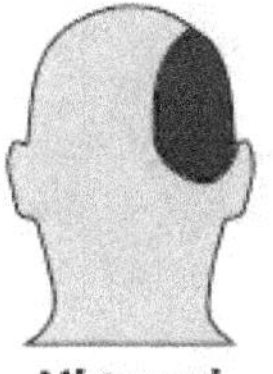 Migreeni
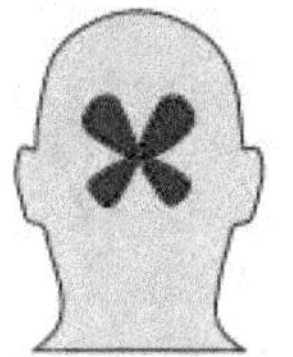 Poskiontelo
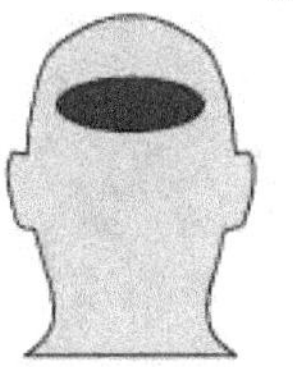 Jännitys
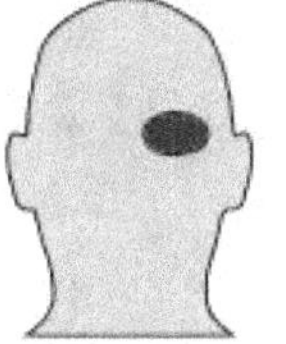 Klusteri
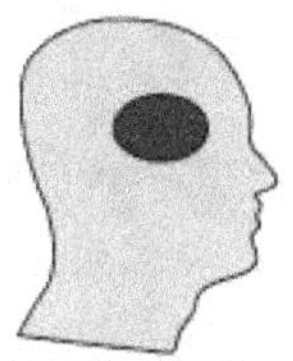 Leukanivelet

Päivämäärä: ________________   **Aika [ ]:** __________ __________

Kivun vakavuus

1	2	3	4	5	6	7	8	9	10

Liipaisimet

- ☐ Nälkä
- ☐ Kirkkaat valot
- ☐ Kahvi
- ☐ Stressi työssä
- ☐ Stressi kotona
- ☐ Väliin jääneet ateriat
- ☐ Ahdistus
- ☐ Unettomuus
- ☐ Sairaus
- ☐ Väsymys
- ☐ Hajut / Tuoksut
- ☐ Liike
- ☐ Silmien rasitus
- ☐ ________________

Avustustoimenpiteet

Lääkitys	
Vesi	
Nukkua	
Harjoitus	
Muut	
Muut	

Huomautukset:

Migreeni lokikirja

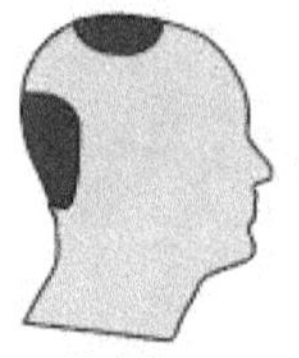 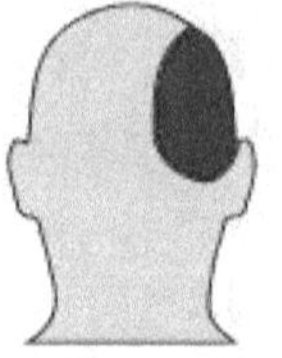 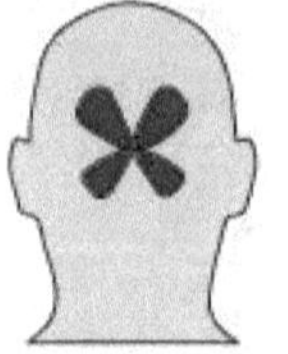 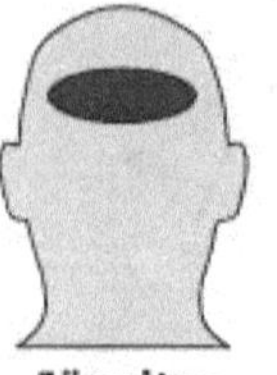 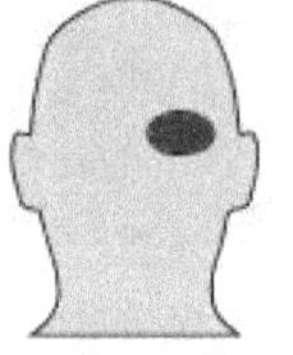 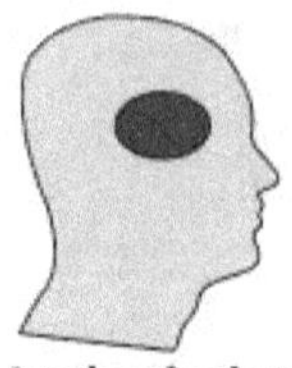

| Kaula | Migreeni | Poskiontelo | Jännitys | Klusteri | Leukanivelet |

Päivämäärä: _____________   **Aika [ ]:** _____________ _____________

☐ ☐ ☐ ☐ ☐ ☐   🌡 _____________

Kivun vakavuus

| 1 | 2 | 3 | 4 | 5 | 6 | 7 | 8 | 9 | 10 |

Liipaisimet

☐ Nälkä	☐ Unettomuus
☐ Kirkkaat valot	☐ Sairaus
☐ Kahvi	☐ Väsymys
☐ Stressi työssä	☐ Hajut / Tuoksut
☐ Stressi kotona	☐ Liike
☐ Väliin jääneet ateriat	☐ Silmien rasitus
☐ Ahdistus	☐ _____________

Avustustoimenpiteet

Lääkitys	
Vesi	
Nukkua	
Harjoitus	
Muut	
Muut	

Huomautukset: ____

Migreeni lokikirja

Migreeni lokikirja

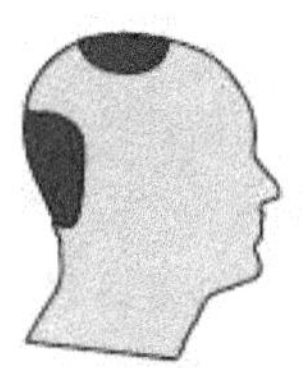 Kaula
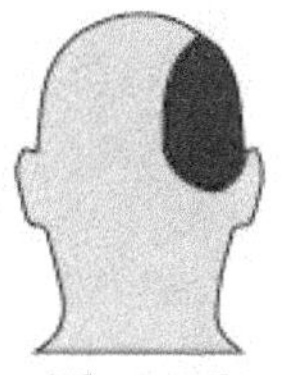 Migreeni
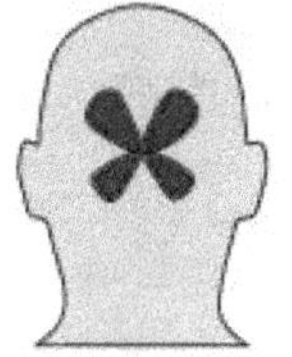 Poskiontelo
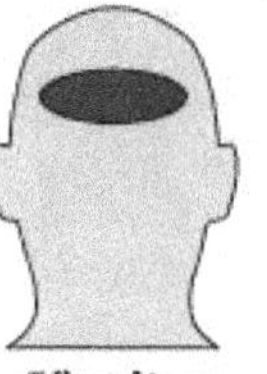 Jännitys
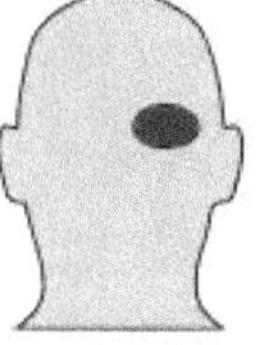 Klusteri
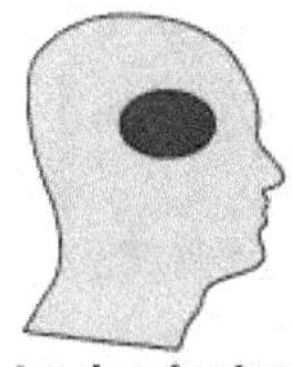 Leukanivelet

Päivämäärä: ___________ **Aika [ ]:** ___________ ___________

☐ ☐ ☐ ☐ ☐ ☐ 🌡 _______

Kivun vakavuus

1	2	3	4	5	6	7	8	9	10

Liipaisimet

☐ Nälkä	☐ Unettomuus
☐ Kirkkaat valot	☐ Sairaus
☐ Kahvi	☐ Väsymys
☐ Stressi työssä	☐ Hajut / Tuoksut
☐ Stressi kotona	☐ Liike
☐ Väliin jääneet ateriat	☐ Silmien rasitus
☐ Ahdistus	☐ _______________

Avustustoimenpiteet

Lääkitys	
Vesi	
Nukkua	
Harjoitus	
Muut	
Muut	

Huomautukset:

Migreeni lokikirja

Migreeni lokikirja

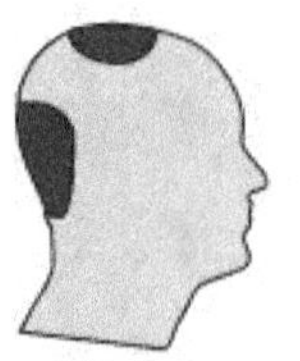 Kaula
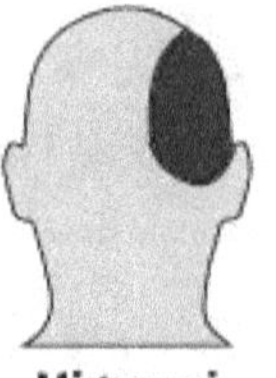 Migreeni
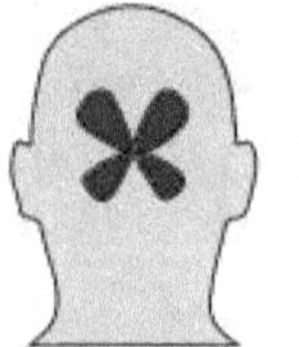 Poskiontelo
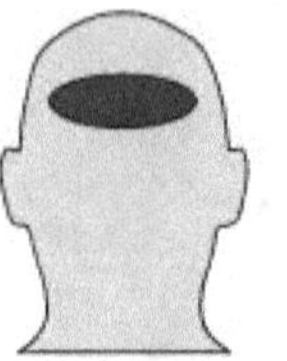 Jännitys
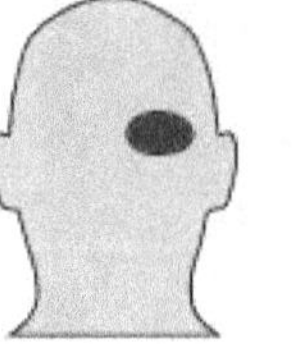 Klusteri
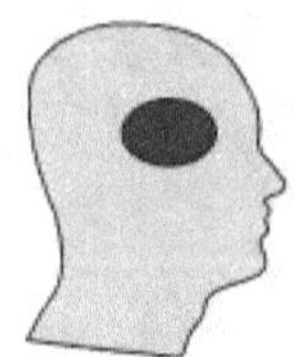 Leukanivelet

Päivämäärä: _____________ **Aika [ ]:** _____________ _____________

☀ ☐ ⛅ ☐ 🌤 ☐ 🌦 ☐ 🌧 ☐ 🌨 ☐ 🌡 _____________

Kivun vakavuus

1	2	3	4	5	6	7	8	9	10

Liipaisimet

☐ Nälkä	☐ Unettomuus
☐ Kirkkaat valot	☐ Sairaus
☐ Kahvi	☐ Väsymys
☐ Stressi työssä	☐ Hajut / Tuoksut
☐ Stressi kotona	☐ Liike
☐ Väliin jääneet ateriat	☐ Silmien rasitus
☐ Ahdistus	☐ _____________

Avustustoimenpiteet

Lääkitys	
Vesi	
Nukkua	
Harjoitus	
Muut	
Muut	

Huomautukset: _____________________________

Migreeni lokikirja

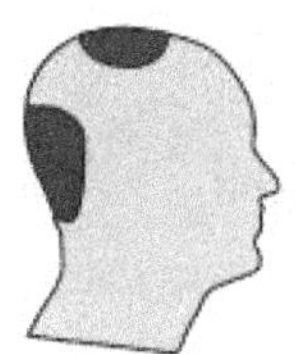 Kaula
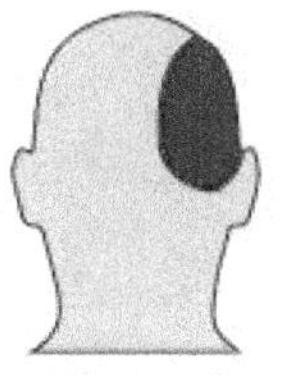 Migreeni
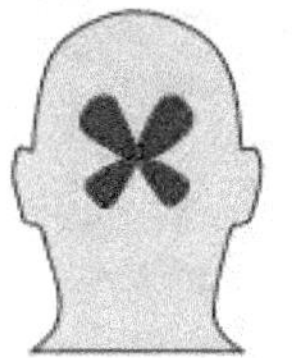 Poskiontelo
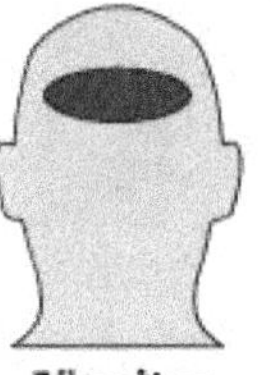 Jännitys
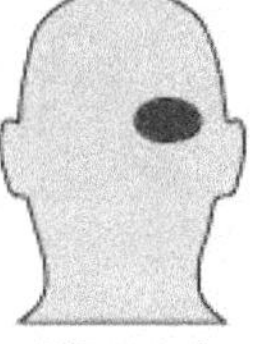 Klusteri
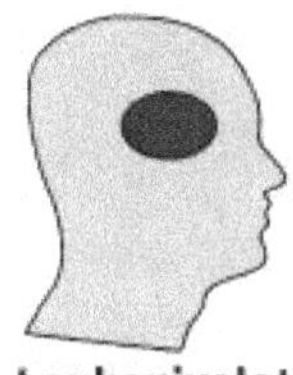 Leukanivelet

Päivämäärä: _____________ **Aika [ ]:** _____________ _____________

☐ ☐ ☐ ☐ ☐ ☐ 🌡 _____________

Kivun vakavuus

1	2	3	4	5	6	7	8	9	10

Liipaisimet

☐ Nälkä	☐ Unettomuus
☐ Kirkkaat valot	☐ Sairaus
☐ Kahvi	☐ Väsymys
☐ Stressi työssä	☐ Hajut / Tuoksut
☐ Stressi kotona	☐ Liike
☐ Väliin jääneet ateriat	☐ Silmien rasitus
☐ Ahdistus	☐ _____________

Avustustoimenpiteet

Lääkitys	
Vesi	
Nukkua	
Harjoitus	
Muut	
Muut	

Huomautukset: _____________

Migreeni lokikirja

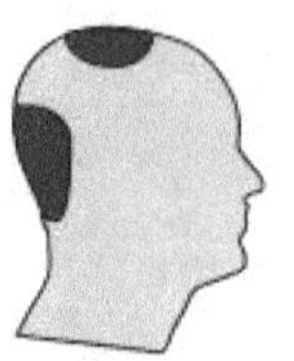 Kaula
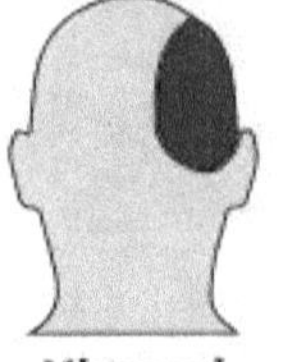 Migreeni
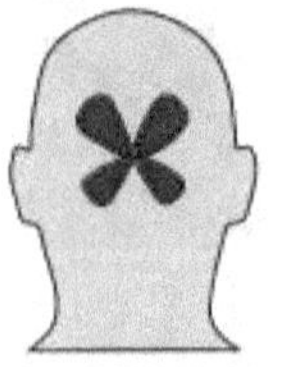 Poskiontelo
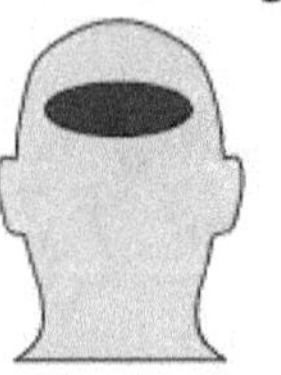 Jännitys
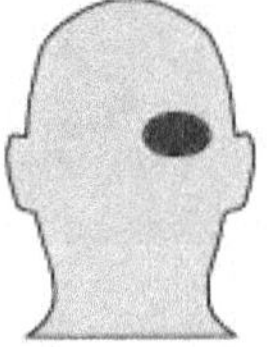 Klusteri
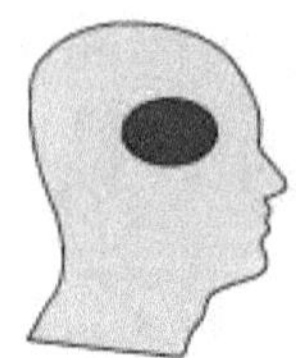 Leukanivelet

Päivämäärä: _______________   **Aika [ ]:** __________ __________

☐ ☐ ☐ ☐ ☐ ☐   🌡 __________

Kivun vakavuus

1	2	3	4	5	6	7	8	9	10

Liipaisimet

☐ Nälkä		☐ Unettomuus	
☐ Kirkkaat valot		☐ Sairaus	
☐ Kahvi		☐ Väsymys	
☐ Stressi työssä		☐ Hajut / Tuoksut	
☐ Stressi kotona		☐ Liike	
☐ Väliin jääneet ateriat		☐ Silmien rasitus	
☐ Ahdistus		☐ _______________	

Avustustoimenpiteet

Lääkitys	
Vesi	
Nukkua	
Harjoitus	
Muut	
Muut	

Huomautukset: _______________________________________

Migreeni lokikirja

Migreeni lokikirja

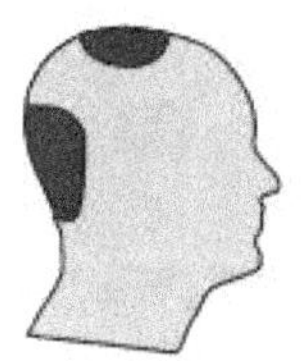 Kaula 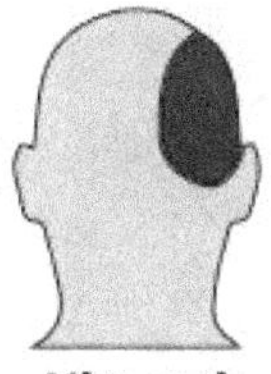 Migreeni 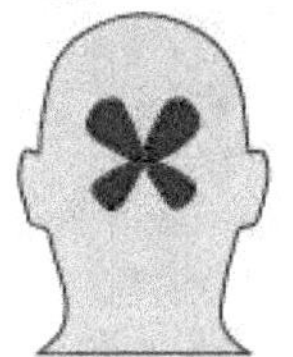 Poskiontelo 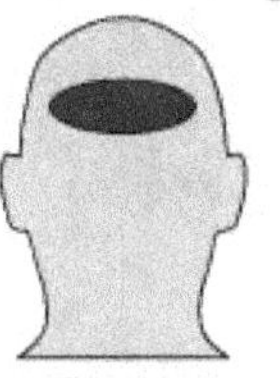 Jännitys 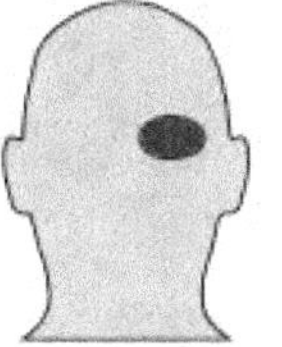 Klusteri 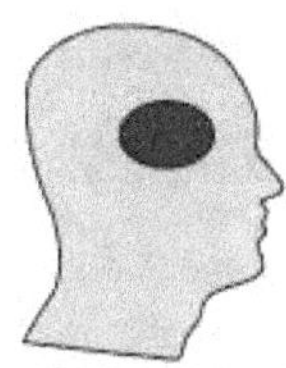 Leukanivelet

Päivämäärä: ______________ **Aika [ ]:** ______________ ______________

| ☐ | ☐ | ☐ | ☐ | ☐ | ☐ | 🌡 ______ |

Kivun vakavuus

1	2	3	4	5	6	7	8	9	10

Liipaisimet

☐ Nälkä	☐ Unettomuus
☐ Kirkkaat valot	☐ Sairaus
☐ Kahvi	☐ Väsymys
☐ Stressi työssä	☐ Hajut / Tuoksut
☐ Stressi kotona	☐ Liike
☐ Väliin jääneet ateriat	☐ Silmien rasitus
☐ Ahdistus	☐ ______________

Avustustoimenpiteet

Lääkitys	
Vesi	
Nukkua	
Harjoitus	
Muut	
Muut	

Huomautukset:

Migreeni lokikirja

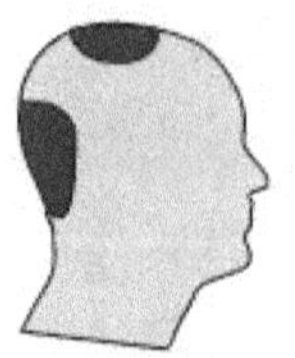 Kaula
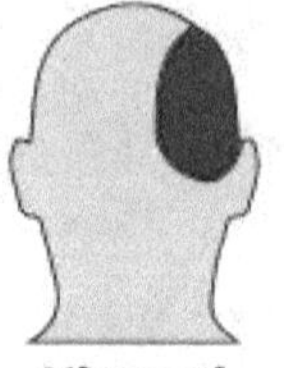 Migreeni
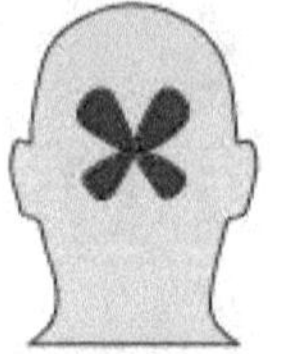 Poskiontelo
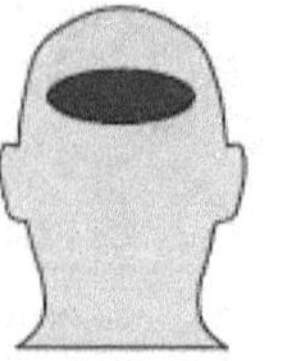 Jännitys
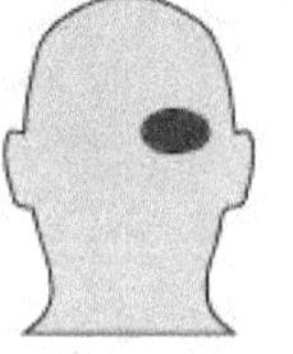 Klusteri
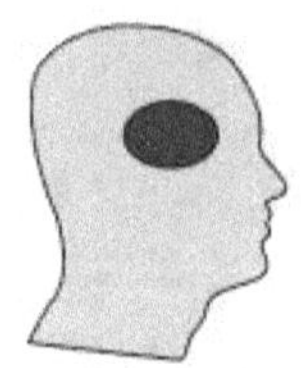 Leukanivelet

Päivämäärä: _______________   **Aika [ ]:** _______________ _______________

☐ ☐ ☐ ☐ ☐ ☐ 🌡 _______________

Kivun vakavuus

1	2	3	4	5	6	7	8	9	10

Liipaisimet

☐ Nälkä		☐ Unettomuus
☐ Kirkkaat valot		☐ Sairaus
☐ Kahvi		☐ Väsymys
☐ Stressi työssä		☐ Hajut / Tuoksut
☐ Stressi kotona		☐ Liike
☐ Väliin jääneet ateriat		☐ Silmien rasitus
☐ Ahdistus		☐ _______________

Avustustoimenpiteet

Lääkitys	
Vesi	
Nukkua	
Harjoitus	
Muut	
Muut	

Huomautukset: _______________

Migreeni lokikirja

Migreeni lokikirja

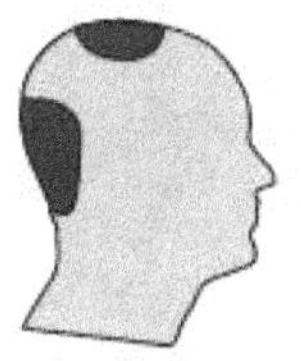
Kaula

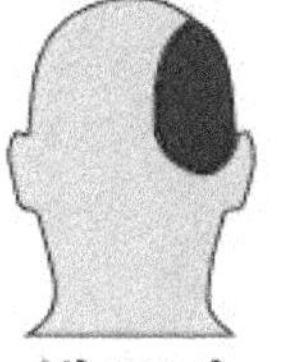
Migreeni

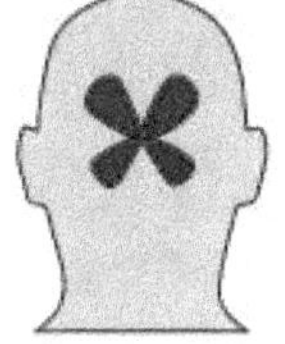
Poskiontelo

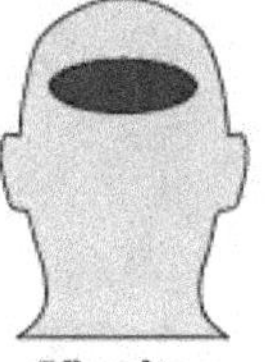
Jännitys

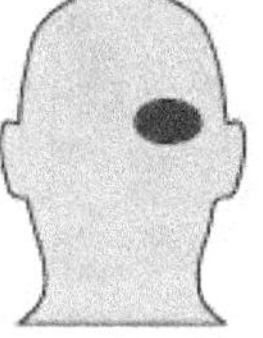
Klusteri

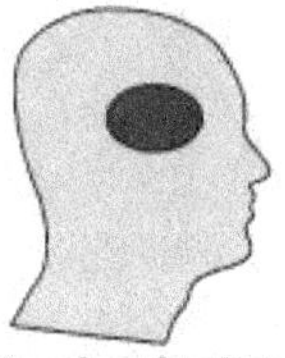
Leukanivelet

Päivämäärä: _____________   **Aika [ ]:** _____________ _____________

☐ ☐ ☐ ☐ ☐ ☐

Kivun vakavuus

1	2	3	4	5	6	7	8	9	10

Liipaisimet

☐ Nälkä	☐ Unettomuus
☐ Kirkkaat valot	☐ Sairaus
☐ Kahvi	☐ Väsymys
☐ Stressi työssä	☐ Hajut / Tuoksut
☐ Stressi kotona	☐ Liike
☐ Väliin jääneet ateriat	☐ Silmien rasitus
☐ Ahdistus	☐ _____________

Avustustoimenpiteet

Lääkitys	
Vesi	
Nukkua	
Harjoitus	
Muut	
Muut	

Huomautukset:

Migreeni lokikirja

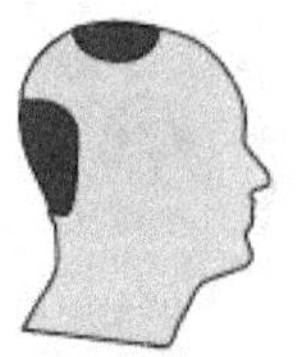 Kaula

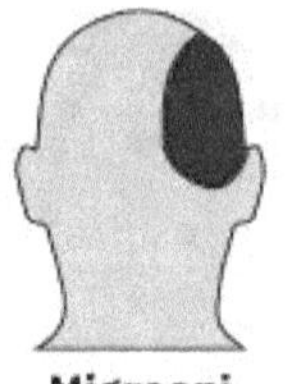 Migreeni

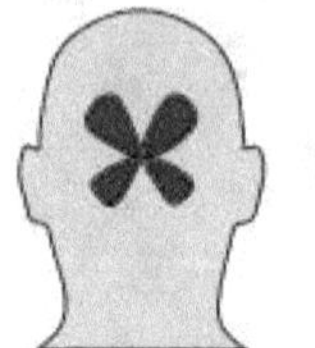 Poskiontelo

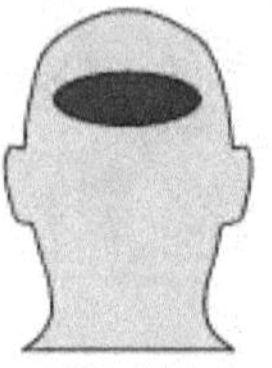 Jännitys

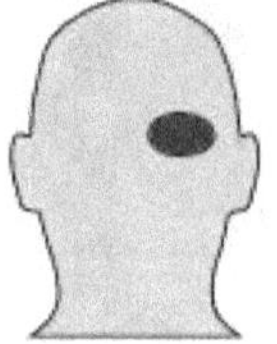 Klusteri

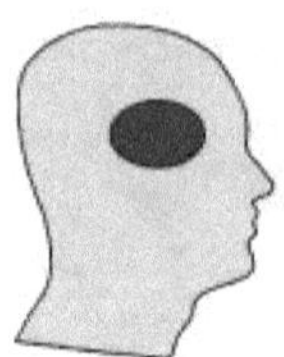 Leukanivelet

Päivämäärä: ___________________ **Aika [ ]:** ___________ ___________

☐ ☀ ☐ ⛅ ☐ 🌥 ☐ 🌦 ☐ 🌧 ☐ 🌨   🌡 _________

Kivun vakavuus

1	2	3	4	5	6	7	8	9	10

Liipaisimet

☐ Nälkä	☐ Unettomuus
☐ Kirkkaat valot	☐ Sairaus
☐ Kahvi	☐ Väsymys
☐ Stressi työssä	☐ Hajut / Tuoksut
☐ Stressi kotona	☐ Liike
☐ Väliin jääneet ateriat	☐ Silmien rasitus
☐ Ahdistus	☐ ________________

Avustustoimenpiteet

Lääkitys	
Vesi	
Nukkua	
Harjoitus	
Muut	
Muut	

Huomautukset: ____

Migreeni lokikirja

Migreeni lokikirja

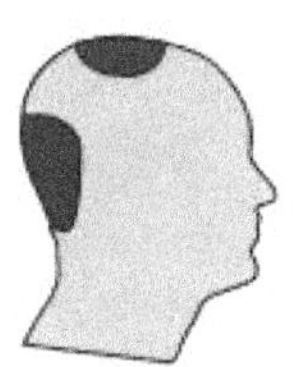 Kaula 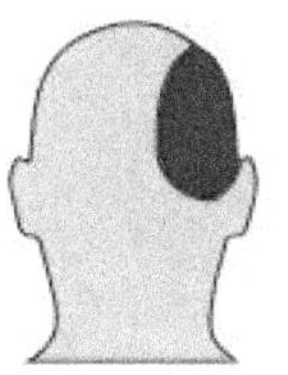 Migreeni 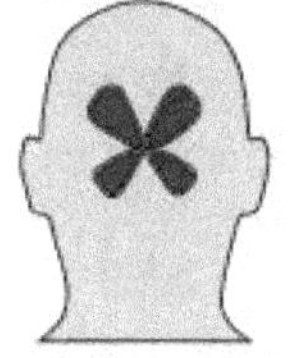 Poskiontelo 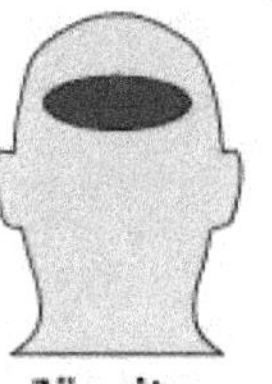 Jännitys 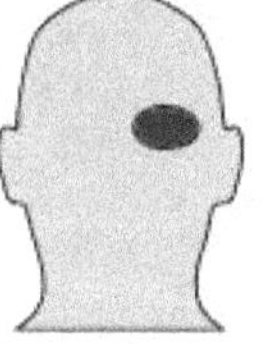 Klusteri 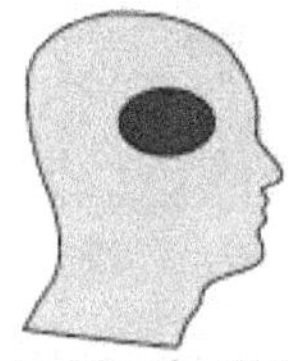 Leukanivelet

Päivämäärä: _______________   Aika [ ]: _______________ _______________

☐ ☐ ☐ ☐ ☐ ☐

Kivun vakavuus

1	2	3	4	5	6	7	8	9	10

Liipaisimet

☐ Nälkä	☐ Unettomuus
☐ Kirkkaat valot	☐ Sairaus
☐ Kahvi	☐ Väsymys
☐ Stressi työssä	☐ Hajut / Tuoksut
☐ Stressi kotona	☐ Liike
☐ Väliin jääneet ateriat	☐ Silmien rasitus
☐ Ahdistus	☐ _______________

Avustustoimenpiteet

Lääkitys	
Vesi	
Nukkua	
Harjoitus	
Muut	
Muut	

Huomautukset: _______________

Migreeni lokikirja

Migreeni lokikirja

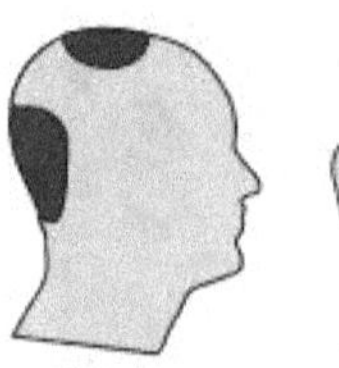

Kaula

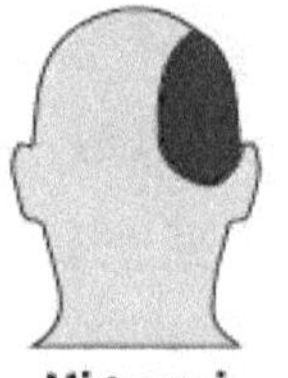

Migreeni

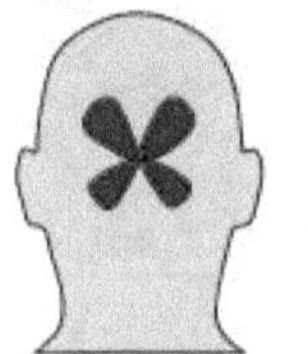

Poskiontelo

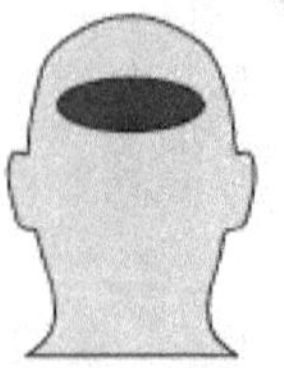

Jännitys

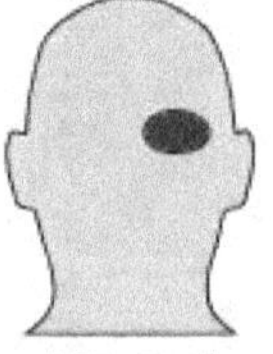

Klusteri

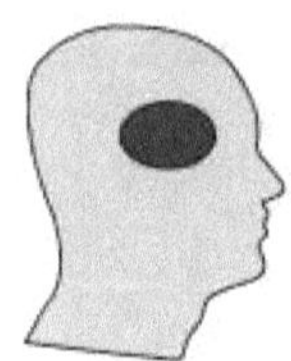

Leukanivelet

Päivämäärä: ______________   **Aika [ ]:** __________ __________

Kivun vakavuus

1	2	3	4	5	6	7	8	9	10

Liipaisimet

- ☐ Nälkä
- ☐ Kirkkaat valot
- ☐ Kahvi
- ☐ Stressi työssä
- ☐ Stressi kotona
- ☐ Väliin jääneet ateriat
- ☐ Ahdistus

- ☐ Unettomuus
- ☐ Sairaus
- ☐ Väsymys
- ☐ Hajut / Tuoksut
- ☐ Liike
- ☐ Silmien rasitus
- ☐ ______________

Avustustoimenpiteet

Lääkitys	
Vesi	
Nukkua	
Harjoitus	
Muut	
Muut	

Huomautukset:

Migreeni lokikirja

Migreeni lokikirja

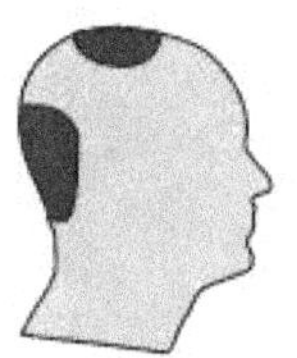 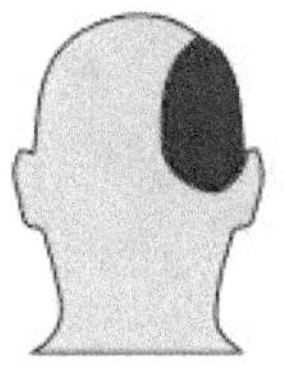 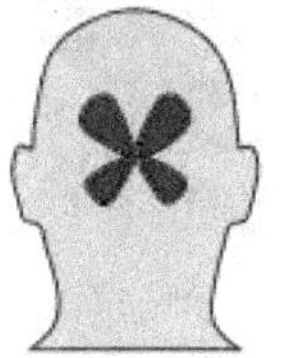 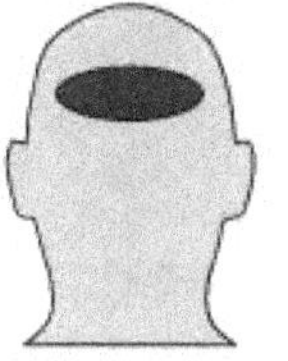 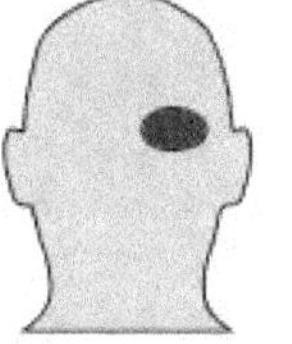 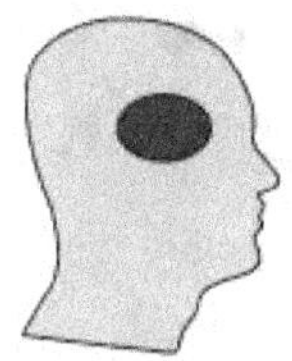

| Kaula | Migreeni | Poskiontelo | Jännitys | Klusteri | Leukanivelet |

Päivämäärä: ________________   **Aika [ ]:** __________   __________

☐ ☐ ☐ ☐ ☐ ☐   🌡 __________

Kivun vakavuus

1	2	3	4	5	6	7	8	9	10

Liipaisimet

☐ Nälkä	☐ Unettomuus
☐ Kirkkaat valot	☐ Sairaus
☐ Kahvi	☐ Väsymys
☐ Stressi työssä	☐ Hajut / Tuoksut
☐ Stressi kotona	☐ Liike
☐ Väliin jääneet ateriat	☐ Silmien rasitus
☐ Ahdistus	☐ ______________

Avustustoimenpiteet

Lääkitys	
Vesi	
Nukkua	
Harjoitus	
Muut	
Muut	

Huomautukset:

Migreeni lokikirja

Migreeni lokikirja

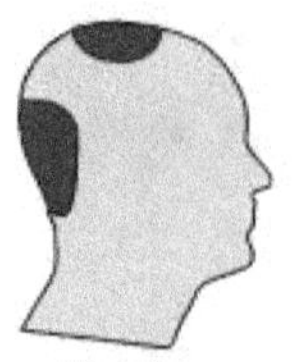 Kaula
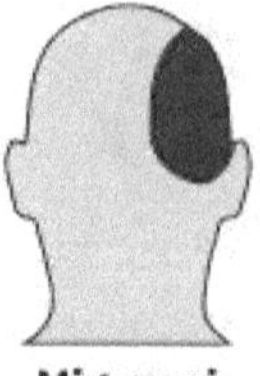 Migreeni
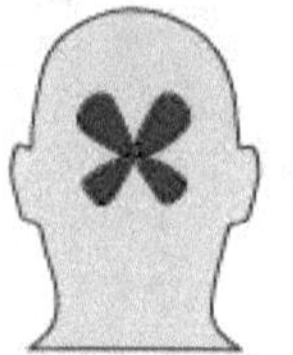 Poskiontelo
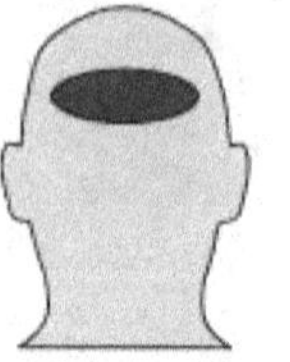 Jännitys
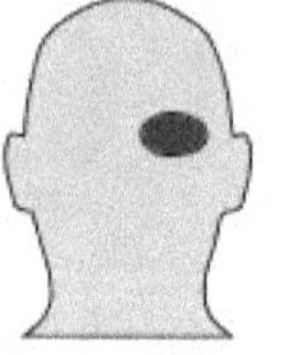 Klusteri
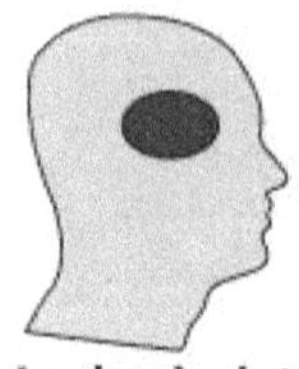 Leukanivelet

Päivämäärä: _____________   **Aika [ ]:** _____________ __________

Kivun vakavuus

1	2	3	4	5	6	7	8	9	10

Liipaisimet

☐ Nälkä	☐ Unettomuus
☐ Kirkkaat valot	☐ Sairaus
☐ Kahvi	☐ Väsymys
☐ Stressi työssä	☐ Hajut / Tuoksut
☐ Stressi kotona	☐ Liike
☐ Väliin jääneet ateriat	☐ Silmien rasitus
☐ Ahdistus	☐ _____________

Avustustoimenpiteet

Lääkitys	
Vesi	
Nukkua	
Harjoitus	
Muut	
Muut	

Huomautukset:

Migreeni lokikirja

Migreeni lokikirja

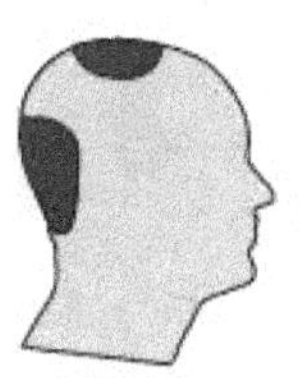
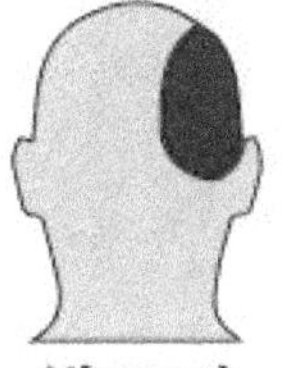
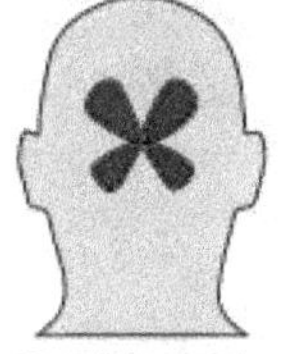
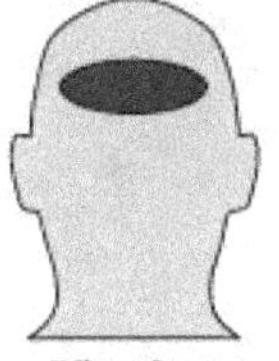
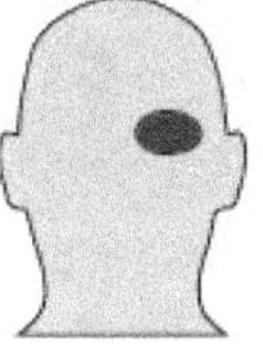
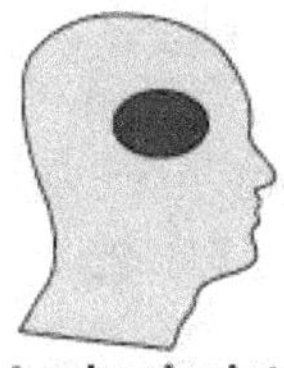

Kaula	Migreeni	Poskiontelo	Jännitys	Klusteri	Leukanivelet

Päivämäärä: _____________ **Aika [ ]:** _____________ _____________

☀ ☁ ⛅ 🌦 🌧 🌨 🌡 _______

Kivun vakavuus

1	2	3	4	5	6	7	8	9	10

Liipaisimet

☐	Nälkä	☐	Unettomuus
☐	Kirkkaat valot	☐	Sairaus
☐	Kahvi	☐	Väsymys
☐	Stressi työssä	☐	Hajut / Tuoksut
☐	Stressi kotona	☐	Liike
☐	Väliin jääneet ateriat	☐	Silmien rasitus
☐	Ahdistus	☐	_____________

Avustustoimenpiteet

Lääkitys	
Vesi	
Nukkua	
Harjoitus	
Muut	
Muut	

Huomautukset:

Migreeni lokikirja

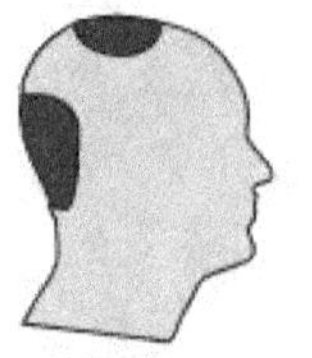 Kaula
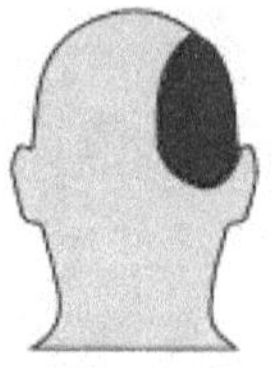 Migreeni
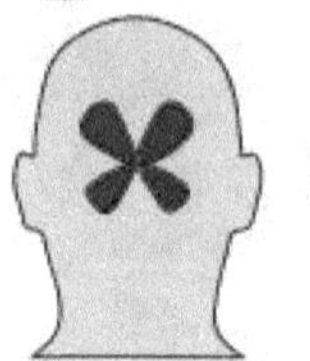 Poskiontelo
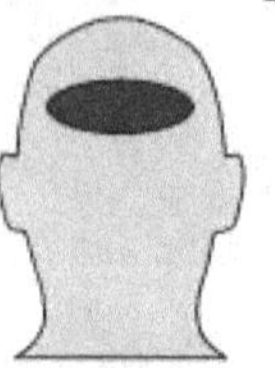 Jännitys
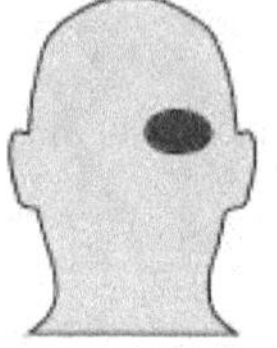 Klusteri
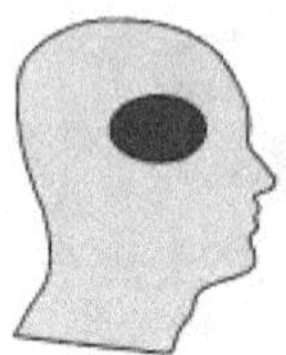 Leukanivelet

Päivämäärä: _____________   **Aika [ ]:** _________   _________

Kivun vakavuus

1	2	3	4	5	6	7	8	9	10

Liipaisimet

- ☐ Nälkä
- ☐ Kirkkaat valot
- ☐ Kahvi
- ☐ Stressi työssä
- ☐ Stressi kotona
- ☐ Väliin jääneet ateriat
- ☐ Ahdistus

- ☐ Unettomuus
- ☐ Sairaus
- ☐ Väsymys
- ☐ Hajut / Tuoksut
- ☐ Liike
- ☐ Silmien rasitus
- ☐ _____________

Avustustoimenpiteet

Lääkitys	
Vesi	
Nukkua	
Harjoitus	
Muut	
Muut	

Huomautukset:

Migreeni lokikirja

Migreeni lokikirja

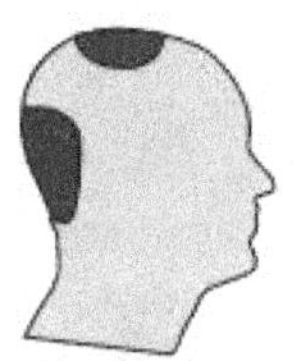 Kaula
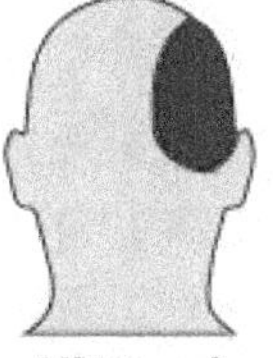 Migreeni
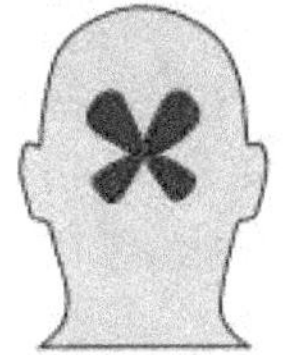 Poskiontelo
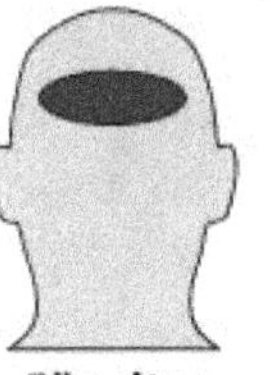 Jännitys
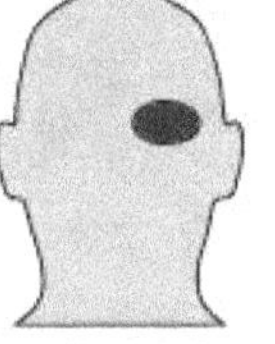 Klusteri
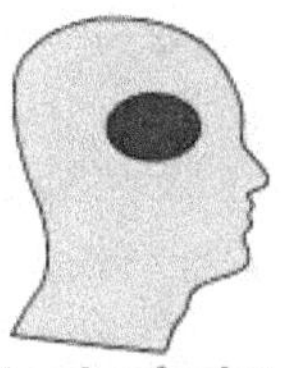 Leukanivelet

Päivämäärä: _____________   Aika [ ]: __________   __________

☐ ☐ ☐ ☐ ☐ ☐

Kivun vakavuus

1	2	3	4	5	6	7	8	9	10

Liipaisimet

☐ Nälkä	☐ Unettomuus
☐ Kirkkaat valot	☐ Sairaus
☐ Kahvi	☐ Väsymys
☐ Stressi työssä	☐ Hajut / Tuoksut
☐ Stressi kotona	☐ Liike
☐ Väliin jääneet ateriat	☐ Silmien rasitus
☐ Ahdistus	☐ __________

Avustustoimenpiteet

Lääkitys	
Vesi	
Nukkua	
Harjoitus	
Muut	
Muut	

Huomautukset:

Migreeni lokikirja

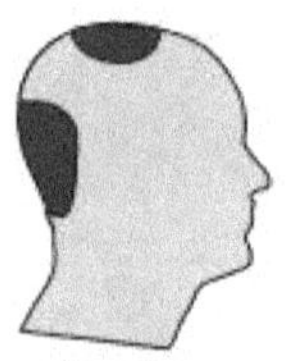 Kaula

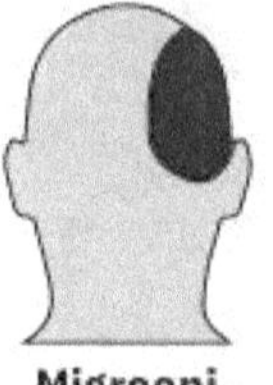 Migreeni

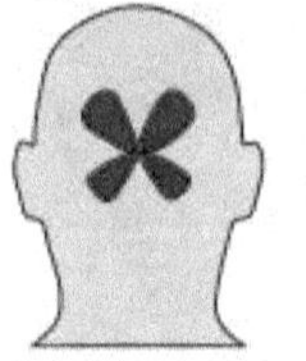 Poskiontelo

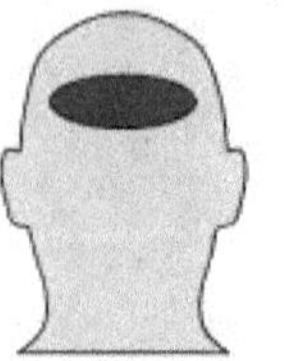 Jännitys

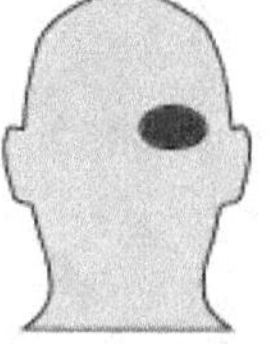 Klusteri

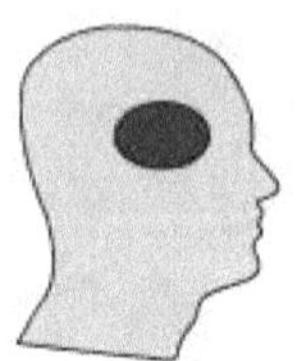 Leukanivelet

Päivämäärä: _____________   **Aika [ ]:** _____________   _____________

☐   ☐   ☐   ☐   ☐   ☐   🌡 _______

Kivun vakavuus

1	2	3	4	5	6	7	8	9	10

Liipaisimet

☐ Nälkä   ☐ Unettomuus

☐ Kirkkaat valot   ☐ Sairaus

☐ Kahvi   ☐ Väsymys

☐ Stressi työssä   ☐ Hajut / Tuoksut

☐ Stressi kotona   ☐ Liike

☐ Väliin jääneet ateriat ☐ Silmien rasitus

☐ Ahdistus   ☐ _____________

Avustustoimenpiteet

Lääkitys	
Vesi	
Nukkua	
Harjoitus	
Muut	
Muut	

Huomautukset: _______________________________________

Migreeni lokikirja

Migreeni lokikirja

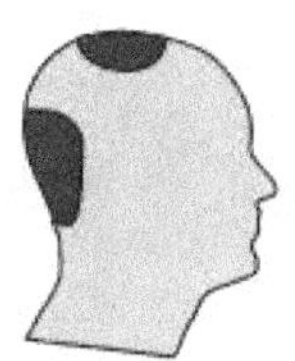
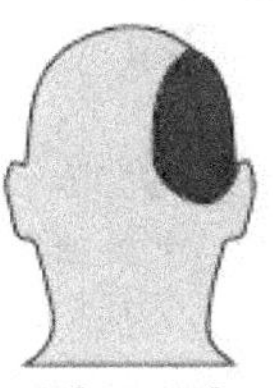
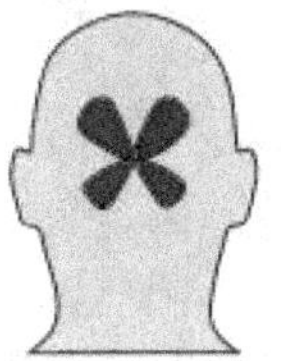
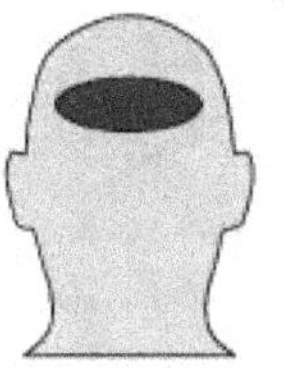
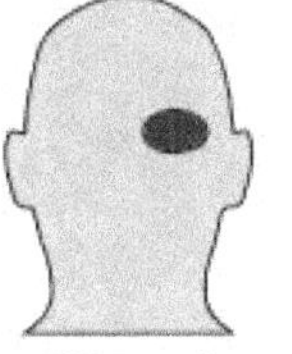
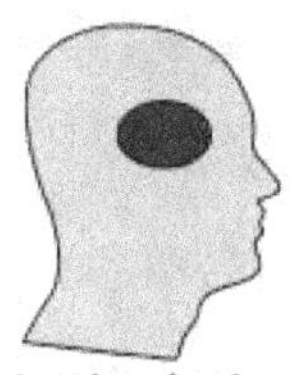

| Kaula | Migreeni | Poskiontelo | Jännitys | Klusteri | Leukanivelet |

Päivämäärä: _______________   **Aika [ ]:** _______________   _______________

Kivun vakavuus

1	2	3	4	5	6	7	8	9	10

Liipaisimet

☐ Nälkä	☐ Unettomuus
☐ Kirkkaat valot	☐ Sairaus
☐ Kahvi	☐ Väsymys
☐ Stressi työssä	☐ Hajut / Tuoksut
☐ Stressi kotona	☐ Liike
☐ Väliin jääneet ateriat	☐ Silmien rasitus
☐ Ahdistus	☐ _______________

Avustustoimenpiteet

Lääkitys	
Vesi	
Nukkua	
Harjoitus	
Muut	
Muut	

Huomautukset: _______________

Migreeni lokikirja

Migreeni lokikirja

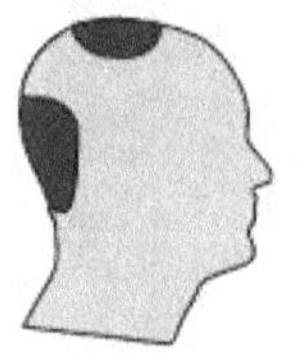 Kaula
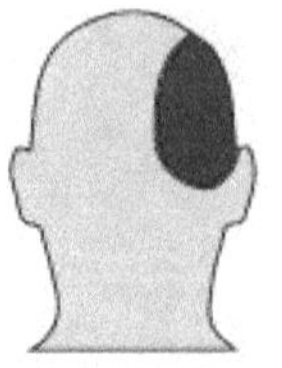 Migreeni
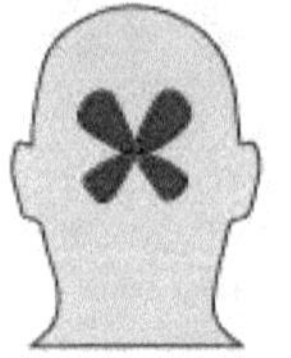 Poskiontelo
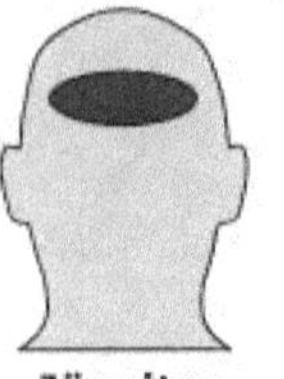 Jännitys
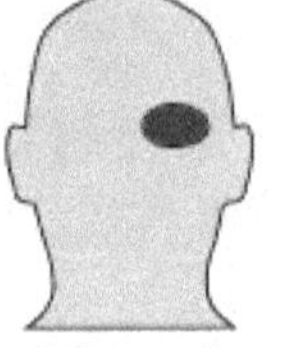 Klusteri
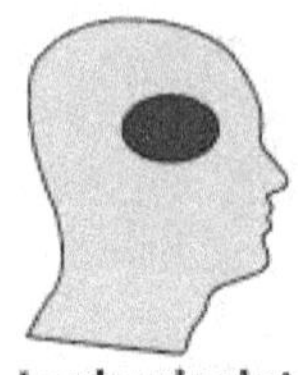 Leukanivelet

Päivämäärä: _______________   **Aika [ ]:** _______ _______

☀ ☐   ⛅ ☐   🌥 ☐   🌦 ☐   🌧 ☐   🌨 ☐   🌡 _______

Kivun vakavuus

1	2	3	4	5	6	7	8	9	10

Liipaisimet

☐ Nälkä	☐ Unettomuus
☐ Kirkkaat valot	☐ Sairaus
☐ Kahvi	☐ Väsymys
☐ Stressi työssä	☐ Hajut / Tuoksut
☐ Stressi kotona	☐ Liike
☐ Väliin jääneet ateriat	☐ Silmien rasitus
☐ Ahdistus	☐ _______________

Avustustoimenpiteet

Lääkitys	
Vesi	
Nukkua	
Harjoitus	
Muut	
Muut	

Huomautukset: _______________

Migreeni lokikirja

Migreeni lokikirja

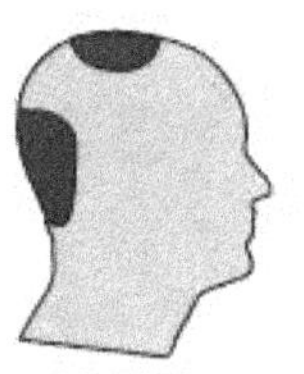 Kaula
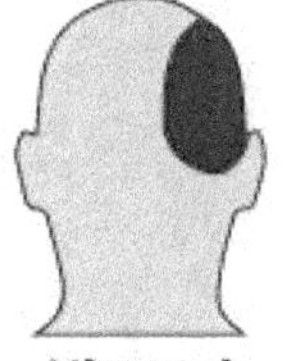 Migreeni
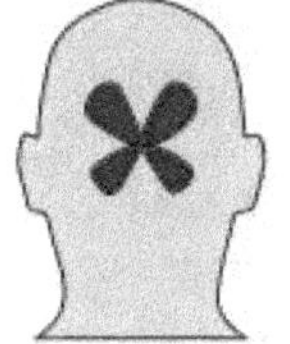 Poskiontelo
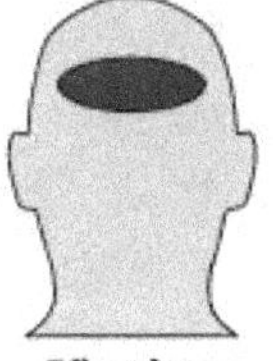 Jännitys
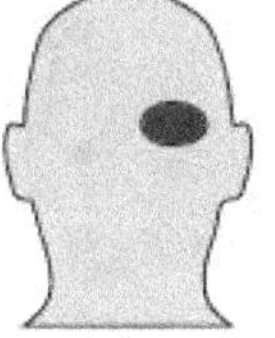 Klusteri
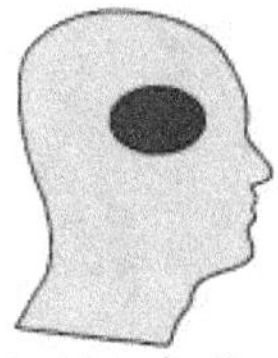 Leukanivelet

Päivämäärä: ___________   **Aika [ ]:** ___________ ___________

☐ ☐ ☐ ☐ ☐ ☐

Kivun vakavuus

1	2	3	4	5	6	7	8	9	10

Liipaisimet

☐ Nälkä   ☐ Unettomuus

☐ Kirkkaat valot   ☐ Sairaus

☐ Kahvi   ☐ Väsymys

☐ Stressi työssä   ☐ Hajut / Tuoksut

☐ Stressi kotona   ☐ Liike

☐ Väliin jääneet ateriat   ☐ Silmien rasitus

☐ Ahdistus   ☐ ___________

Avustustoimenpiteet

Lääkitys	
Vesi	
Nukkua	
Harjoitus	
Muut	
Muut	

Huomautukset:

Migreeni lokikirja

Migreeni lokikirja

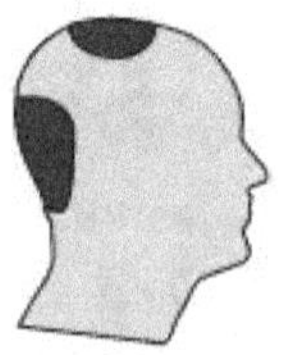 Kaula
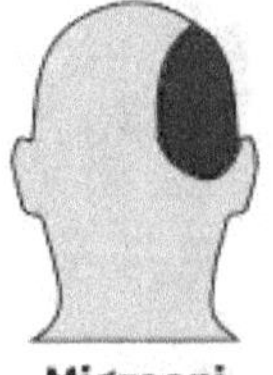 Migreeni
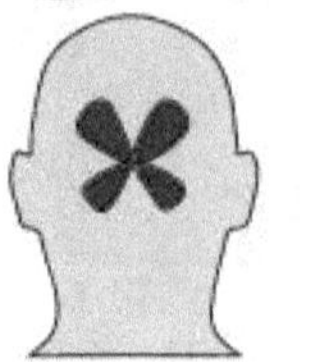 Poskiontelo
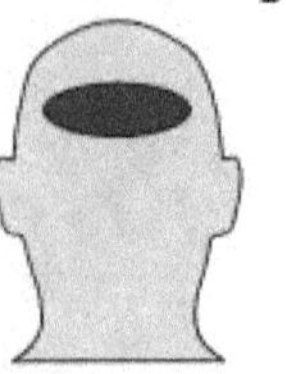 Jännitys
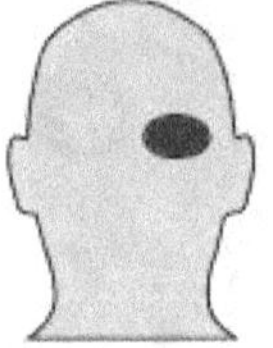 Klusteri
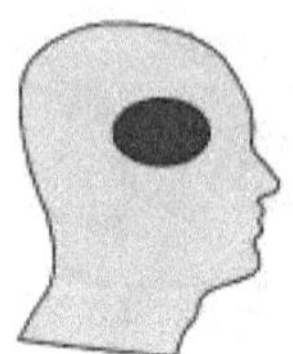 Leukanivelet

Päivämäärä: _______________   **Aika [ ]:** _______________

☐ ☐ ☐ ☐ ☐ ☐

Kivun vakavuus

1	2	3	4	5	6	7	8	9	10

Liipaisimet

☐ Nälkä   ☐ Unettomuus

☐ Kirkkaat valot   ☐ Sairaus

☐ Kahvi   ☐ Väsymys

☐ Stressi työssä   ☐ Hajut / Tuoksut

☐ Stressi kotona   ☐ Liike

☐ Väliin jääneet ateriat   ☐ Silmien rasitus

☐ Ahdistus   ☐ _______________

Avustustoimenpiteet

Lääkitys	
Vesi	
Nukkua	
Harjoitus	
Muut	
Muut	

Huomautukset: _______________

Migreeni lokikirja

Migreeni lokikirja

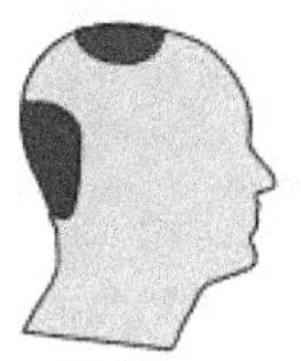 Kaula

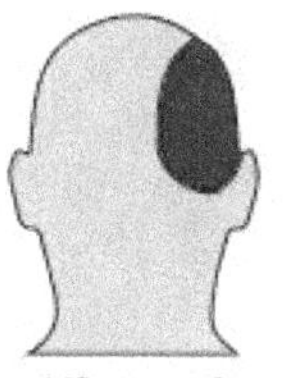 Migreeni

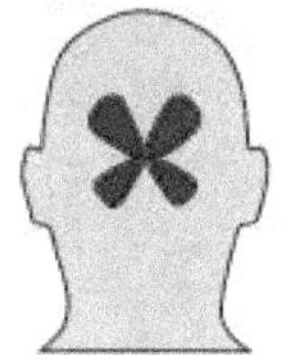 Poskiontelo

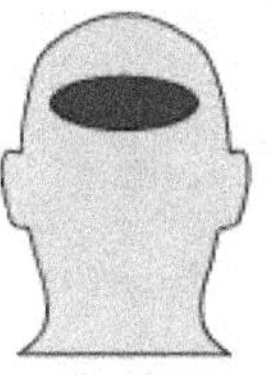 Jännitys

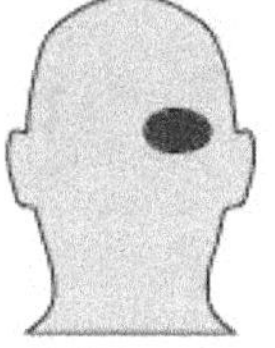 Klusteri

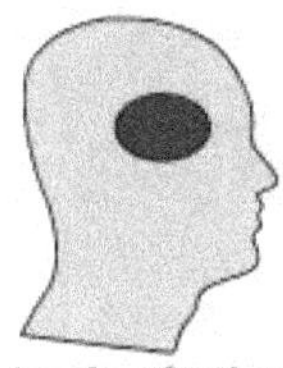 Leukanivelet

---

Päivämäärä: ________________   **Aika [ ]:** ________ ________

☀ ☐   ☁ ☐   ⛅ ☐   🌧 ☐   🌦 ☐   🌨 ☐   🌡 ________

Kivun vakavuus

1	2	3	4	5	6	7	8	9	10

Liipaisimet

☐ Nälkä	☐ Unettomuus
☐ Kirkkaat valot	☐ Sairaus
☐ Kahvi	☐ Väsymys
☐ Stressi työssä	☐ Hajut / Tuoksut
☐ Stressi kotona	☐ Liike
☐ Väliin jääneet ateriat	☐ Silmien rasitus
☐ Ahdistus	☐ ____________

Avustustoimenpiteet

Lääkitys	
Vesi	
Nukkua	
Harjoitus	
Muut	
Muut	

Huomautukset:

Migreeni lokikirja

Migreeni lokikirja

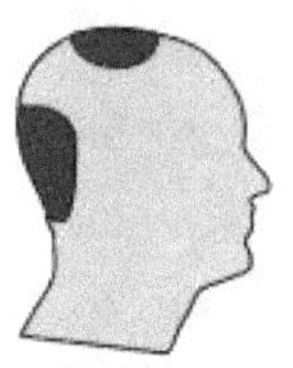 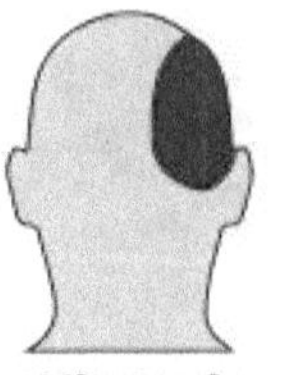 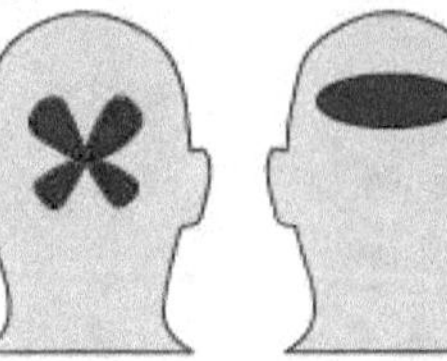 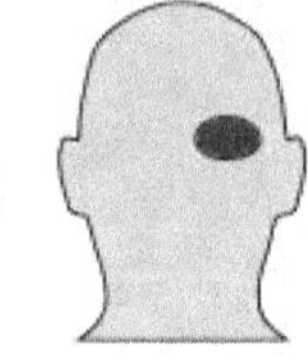 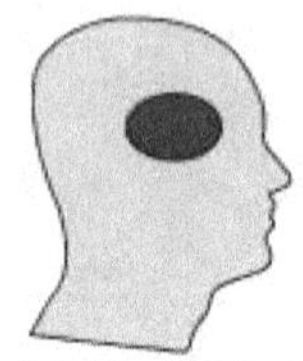

Kaula	Migreeni	Poskiontelo	Jännitys	Klusteri	Leukanivelet

Päivämäärä: ___________   **Aika [ ]:** ___________ ___________

☐ ☐ ☐ ☐ ☐ ☐   🌡 ___________

Kivun vakavuus

1	2	3	4	5	6	7	8	9	10

Liipaisimet

☐ Nälkä	☐ Unettomuus
☐ Kirkkaat valot	☐ Sairaus
☐ Kahvi	☐ Väsymys
☐ Stressi työssä	☐ Hajut / Tuoksut
☐ Stressi kotona	☐ Liike
☐ Väliin jääneet ateriat	☐ Silmien rasitus
☐ Ahdistus	☐ ___________

Avustustoimenpiteet

Lääkitys	
Vesi	
Nukkua	
Harjoitus	
Muut	
Muut	

Huomautukset: ___________

Migreeni lokikirja

Migreeni lokikirja

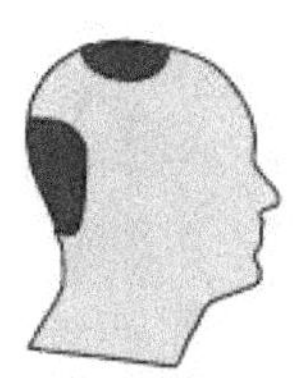
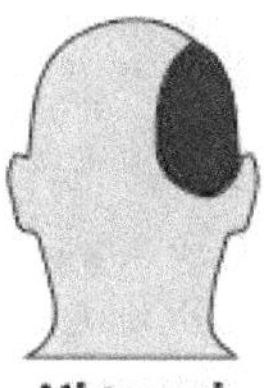
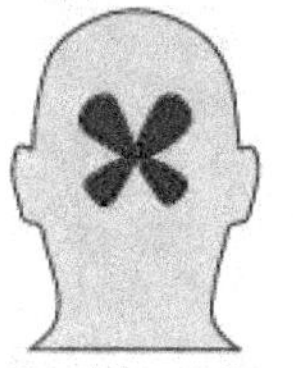
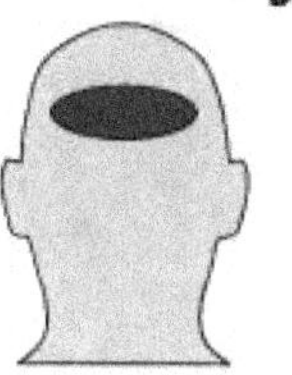
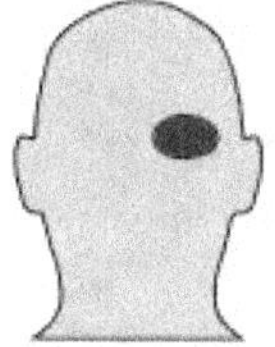
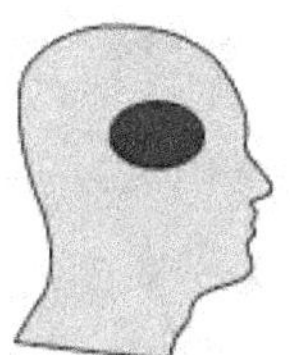

Kaula	Migreeni	Poskiontelo	Jännitys	Klusteri	Leukanivelet

Päivämäärä: ______________ **Aika [ ]:** ______________ ______________

☐ ☐ ☐ ☐ ☐ ☐

Kivun vakavuus

1	2	3	4	5	6	7	8	9	10

Liipaisimet

☐ Nälkä ☐ Unettomuus

☐ Kirkkaat valot ☐ Sairaus

☐ Kahvi ☐ Väsymys

☐ Stressi työssä ☐ Hajut / Tuoksut

☐ Stressi kotona ☐ Liike

☐ Väliin jääneet ateriat ☐ Silmien rasitus

☐ Ahdistus ☐ ______________

Avustustoimenpiteet

Lääkitys	
Vesi	
Nukkua	
Harjoitus	
Muut	
Muut	

Huomautukset:

Migreeni lokikirja

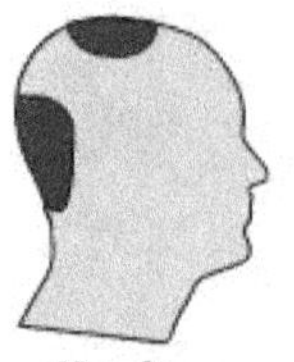 Kaula
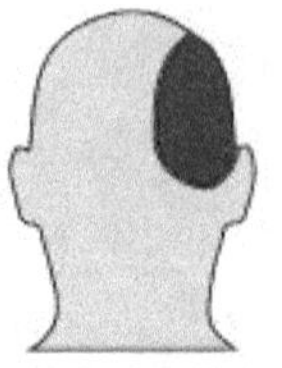 Migreeni
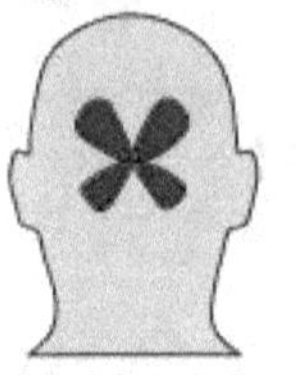 Poskiontelo
Jännitys
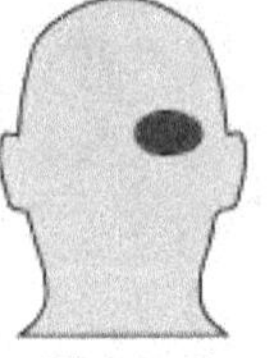 Klusteri
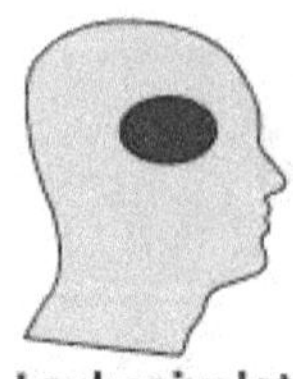 Leukanivelet

Päivämäärä: ______________   **Aika [ ]:** ______________ ______________

☐ ☐ ☐ ☐ ☐ ☐

Kivun vakavuus

1	2	3	4	5	6	7	8	9	10

Liipaisimet

☐ Nälkä

☐ Kirkkaat valot

☐ Kahvi

☐ Stressi työssä

☐ Stressi kotona

☐ Väliin jääneet ateriat

☐ Ahdistus

☐ Unettomuus

☐ Sairaus

☐ Väsymys

☐ Hajut / Tuoksut

☐ Liike

☐ Silmien rasitus

☐ ______________

Avustustoimenpiteet

Lääkitys	
Vesi	
Nukkua	
Harjoitus	
Muut	
Muut	

Huomautukset:

Migreeni lokikirja

Migreeni lokikirja

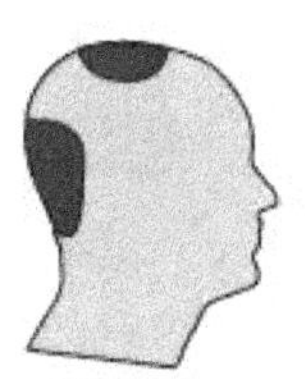 Kaula

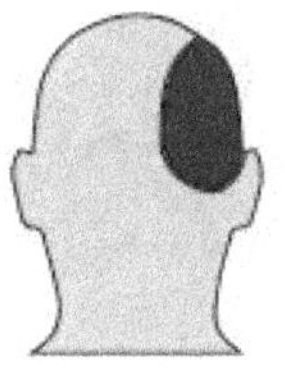 Migreeni

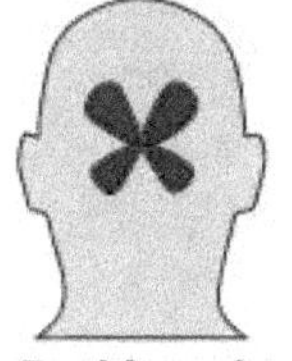 Poskiontelo

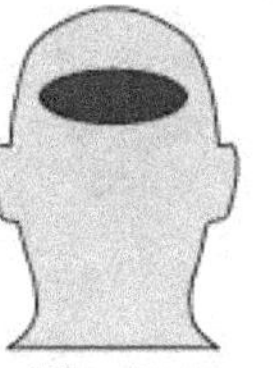 Jännitys

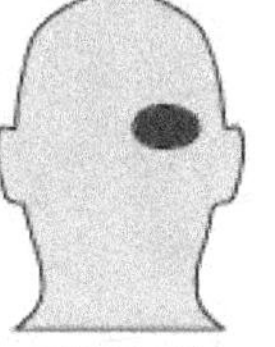 Klusteri

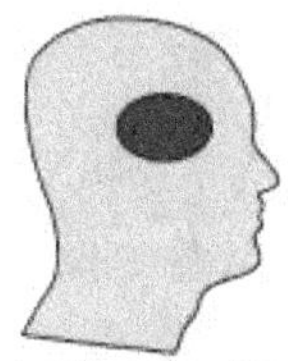 Leukanivelet

Päivämäärä: _______________   Aika [ ]: _______________ _______________

□   □   □   □   □   □   □

Kivun vakavuus

1	2	3	4	5	6	7	8	9	10

Liipaisimet

□ Nälkä   □ Unettomuus

□ Kirkkaat valot   □ Sairaus

□ Kahvi   □ Väsymys

□ Stressi työssä   □ Hajut / Tuoksut

□ Stressi kotona   □ Liike

□ Väliin jääneet ateriat   □ Silmien rasitus

□ Ahdistus   □ _______________

Avustustoimenpiteet

Lääkitys	
Vesi	
Nukkua	
Harjoitus	
Muut	
Muut	

Huomautukset:

Migreeni lokikirja

Migreeni lokikirja

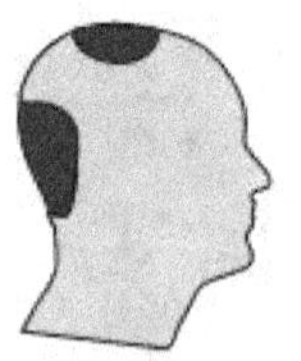 Kaula
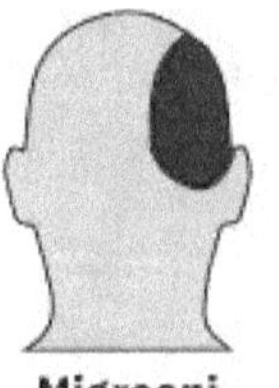 Migreeni
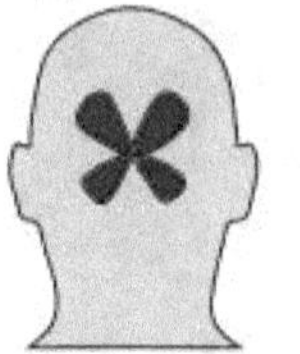 Poskiontelo
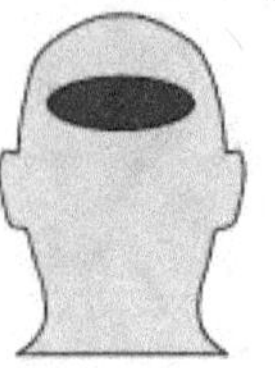 Jännitys
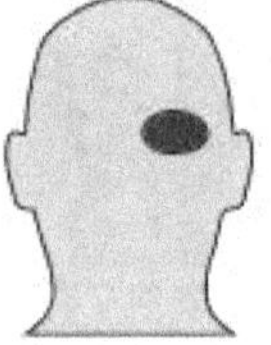 Klusteri
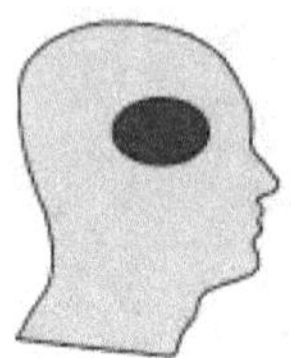 Leukanivelet

Päivämäärä: _______________ **Aika [ ]:** _______________ _______________

☐ ☐ ☐ ☐ ☐ ☐ 🌡 _______

Kivun vakavuus

1	2	3	4	5	6	7	8	9	10

Liipaisimet

☐ Nälkä	☐ Unettomuus
☐ Kirkkaat valot	☐ Sairaus
☐ Kahvi	☐ Väsymys
☐ Stressi työssä	☐ Hajut / Tuoksut
☐ Stressi kotona	☐ Liike
☐ Väliin jääneet ateriat	☐ Silmien rasitus
☐ Ahdistus	☐ _______________

Avustustoimenpiteet

Lääkitys	
Vesi	
Nukkua	
Harjoitus	
Muut	
Muut	

Huomautukset: _______________________

Migreeni lokikirja

Migreeni lokikirja

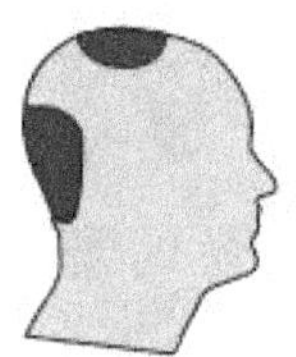 Kaula
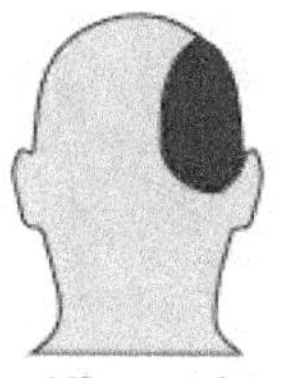 Migreeni
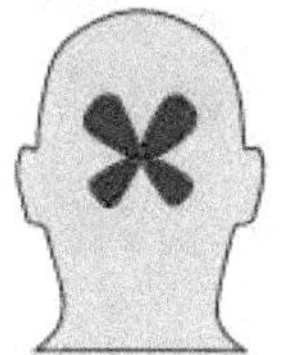 Poskiontelo
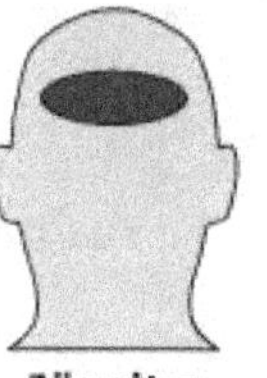 Jännitys
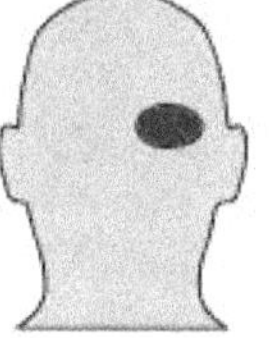 Klusteri
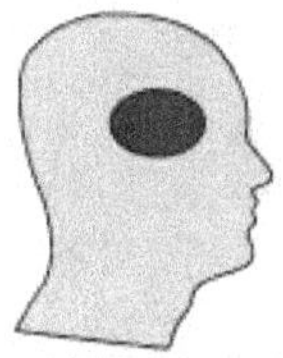 Leukanivelet

Päivämäärä: ______________   **Aika [ ]:** __________ __________

☐   ☐   ☐   ☐   ☐   ☐   🌡 ______

Kivun vakavuus

1	2	3	4	5	6	7	8	9	10

Liipaisimet

☐ Nälkä		☐ Unettomuus
☐ Kirkkaat valot		☐ Sairaus
☐ Kahvi		☐ Väsymys
☐ Stressi työssä		☐ Hajut / Tuoksut
☐ Stressi kotona		☐ Liike
☐ Väliin jääneet ateriat		☐ Silmien rasitus
☐ Ahdistus		☐ ____________

Avustustoimenpiteet

Lääkitys	
Vesi	
Nukkua	
Harjoitus	
Muut	
Muut	

Huomautukset: ______________________________

Migreeni lokikirja

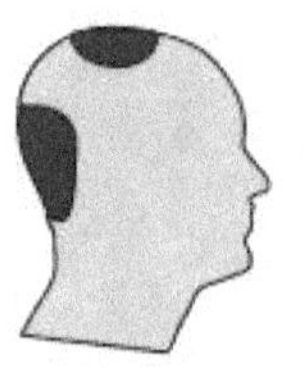 Kaula   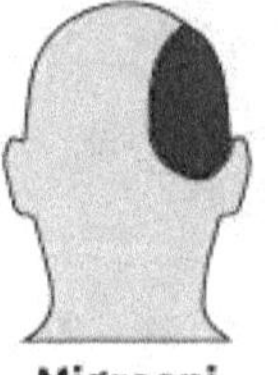 Migreeni   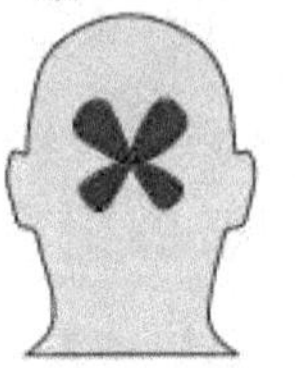 Poskiontelo   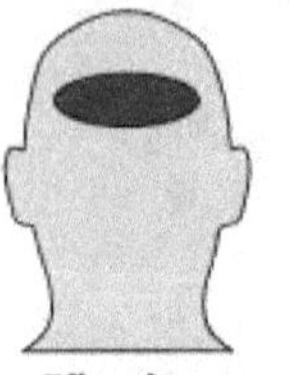 Jännitys   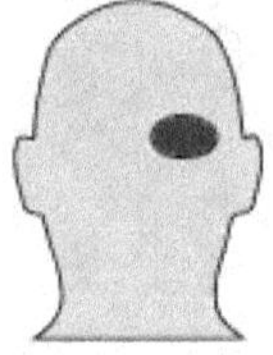 Klusteri   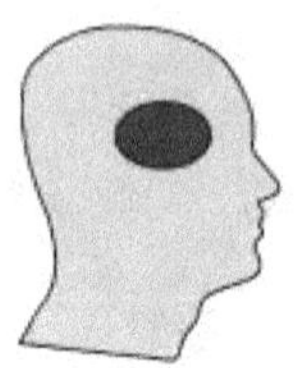 Leukanivelet

Päivämäärä: _____________   **Aika [ ]:** _________ _________

☐   ☐   ☐   ☐   ☐   ☐   _________

Kivun vakavuus

1	2	3	4	5	6	7	8	9	10

Liipaisimet

☐ Nälkä	☐ Unettomuus
☐ Kirkkaat valot	☐ Sairaus
☐ Kahvi	☐ Väsymys
☐ Stressi työssä	☐ Hajut / Tuoksut
☐ Stressi kotona	☐ Liike
☐ Väliin jääneet ateriat	☐ Silmien rasitus
☐ Ahdistus	☐ _____________

Avustustoimenpiteet

Lääkitys	
Vesi	
Nukkua	
Harjoitus	
Muut	
Muut	

Huomautukset:

Migreeni lokikirja

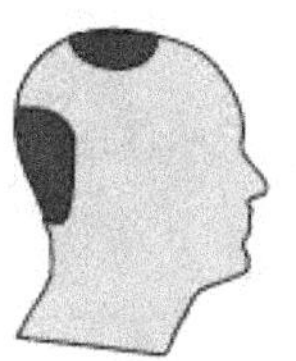 Kaula
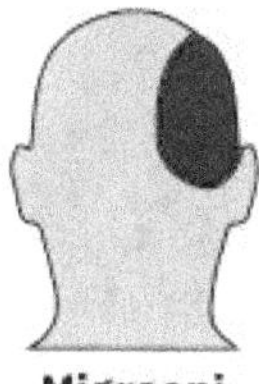 Migreeni
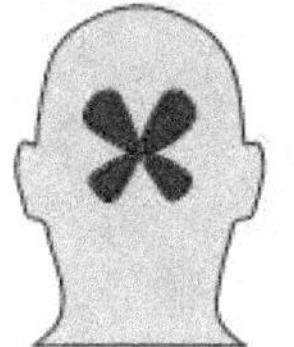 Poskiontelo
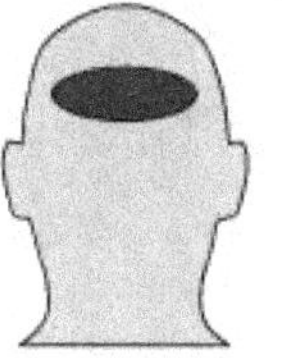 Jännitys
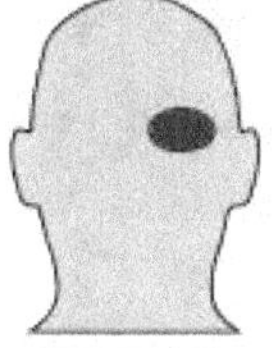 Klusteri
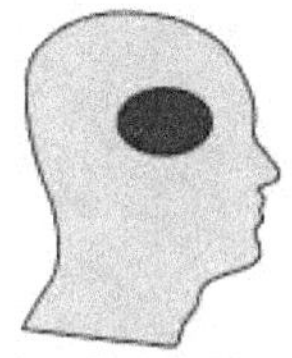 Leukanivelet

Päivämäärä: ______________ **Aika [ ]:** ______________ ______________

☐ ☐ ☐ ☐ ☐ ☐

Kivun vakavuus

1	2	3	4	5	6	7	8	9	10

Liipaisimet

☐ Nälkä	☐ Unettomuus
☐ Kirkkaat valot	☐ Sairaus
☐ Kahvi	☐ Väsymys
☐ Stressi työssä	☐ Hajut / Tuoksut
☐ Stressi kotona	☐ Liike
☐ Väliin jääneet ateriat	☐ Silmien rasitus
☐ Ahdistus	☐ ______________

Avustustoimenpiteet

Lääkitys	
Vesi	
Nukkua	
Harjoitus	
Muut	
Muut	

Huomautukset:

Migreeni lokikirja

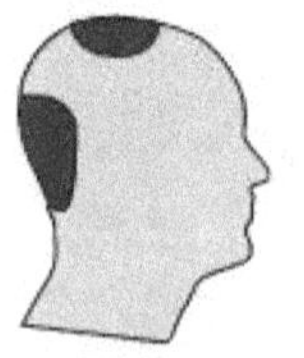 Kaula
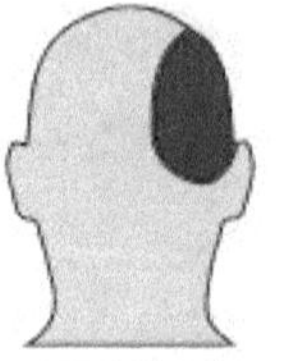 Migreeni
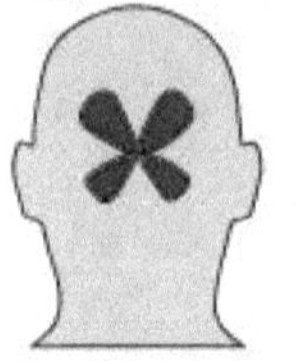 Poskiontelo
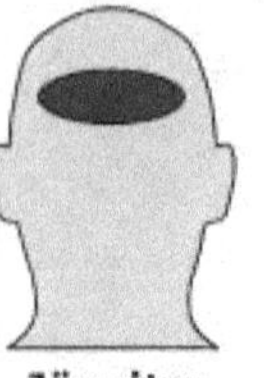 Jännitys
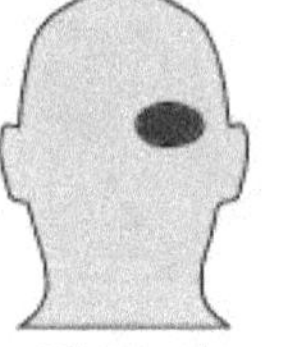 Klusteri
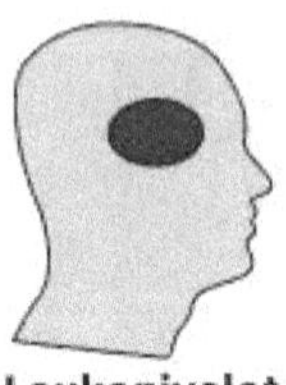 Leukanivelet

Päivämäärä: ___________   **Aika [ ]:** _________ _________

☐ ☐ ☐ ☐ ☐ ☐ 🌡 _________

Kivun vakavuus

| 1 | 2 | 3 | 4 | 5 | 6 | 7 | 8 | 9 | 10 |

Liipaisimet

☐ Nälkä	☐ Unettomuus
☐ Kirkkaat valot	☐ Sairaus
☐ Kahvi	☐ Väsymys
☐ Stressi työssä	☐ Hajut / Tuoksut
☐ Stressi kotona	☐ Liike
☐ Väliin jääneet ateriat	☐ Silmien rasitus
☐ Ahdistus	☐ _______________

Avustustoimenpiteet

Lääkitys	
Vesi	
Nukkua	
Harjoitus	
Muut	
Muut	

Huomautukset:

Migreeni lokikirja

Migreeni lokikirja

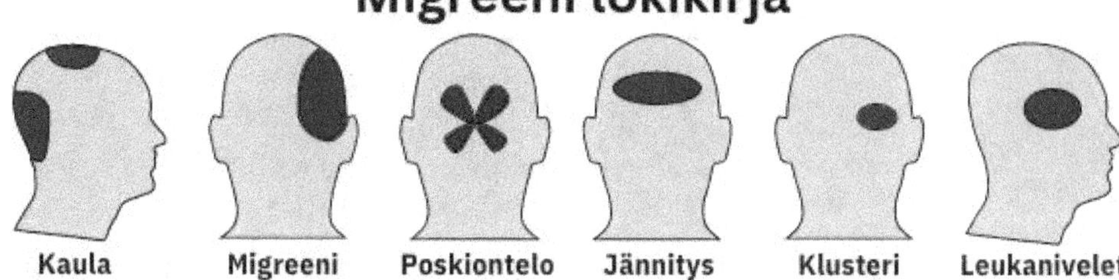

Päivämäärä: _____________   **Aika [ ]:** _____________

Kivun vakavuus

1	2	3	4	5	6	7	8	9	10

Liipaisimet

- ☐ Nälkä
- ☐ Kirkkaat valot
- ☐ Kahvi
- ☐ Stressi työssä
- ☐ Stressi kotona
- ☐ Väliin jääneet ateriat
- ☐ Ahdistus
- ☐ Unettomuus
- ☐ Sairaus
- ☐ Väsymys
- ☐ Hajut / Tuoksut
- ☐ Liike
- ☐ Silmien rasitus
- ☐ _____________

Avustustoimenpiteet

Lääkitys	
Vesi	
Nukkua	
Harjoitus	
Muut	
Muut	

Huomautukset:

Migreeni lokikirja

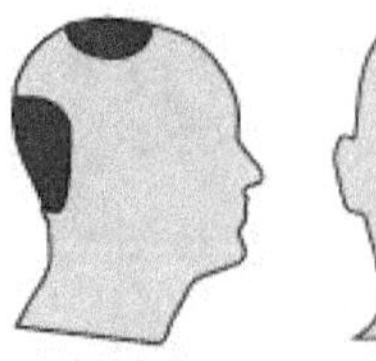 Kaula
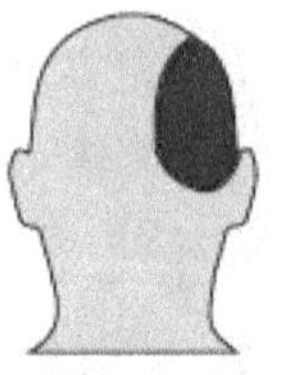 Migreeni
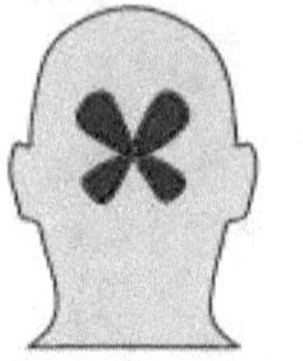 Poskiontelo
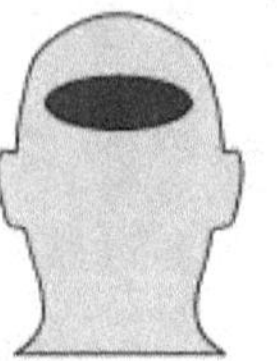 Jännitys
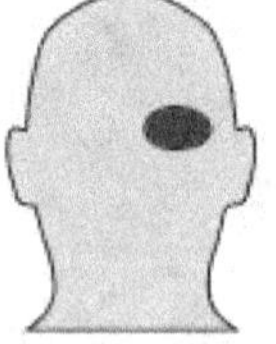 Klusteri
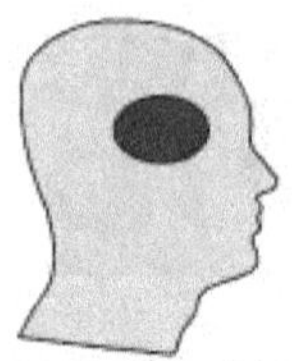 Leukanivelet

Päivämäärä: ______________ **Aika [ ]:** ______________ ______________

Kivun vakavuus

1	2	3	4	5	6	7	8	9	10

Liipaisimet

- ☐ Nälkä
- ☐ Kirkkaat valot
- ☐ Kahvi
- ☐ Stressi työssä
- ☐ Stressi kotona
- ☐ Väliin jääneet ateriat
- ☐ Ahdistus

- ☐ Unettomuus
- ☐ Sairaus
- ☐ Väsymys
- ☐ Hajut / Tuoksut
- ☐ Liike
- ☐ Silmien rasitus
- ☐ ______________

Avustustoimenpiteet

Lääkitys	
Vesi	
Nukkua	
Harjoitus	
Muut	
Muut	

Huomautukset: ______________

Migreeni lokikirja

Migreeni lokikirja

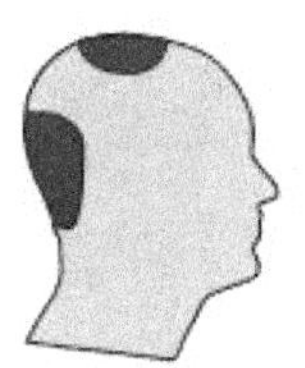

Kaula

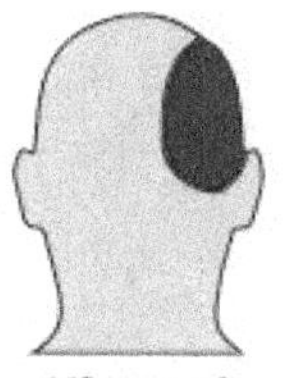

Migreeni

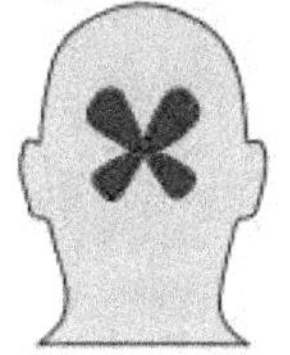

Poskiontelo

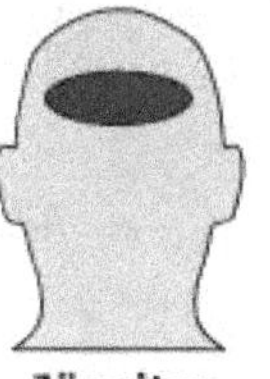

Jännitys

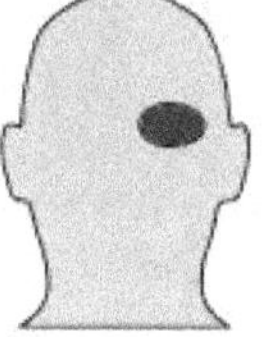

Klusteri

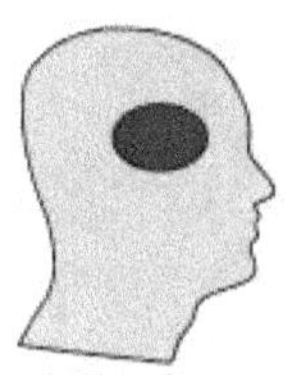

Leukanivelet

Päivämäärä: ______________   **Aika [ ]:** ______________ ______________

☐   ☐   ☐   ☐   ☐   ☐   🌡 ______________

Kivun vakavuus

1	2	3	4	5	6	7	8	9	10

Liipaisimet

☐ Nälkä	☐ Unettomuus
☐ Kirkkaat valot	☐ Sairaus
☐ Kahvi	☐ Väsymys
☐ Stressi työssä	☐ Hajut / Tuoksut
☐ Stressi kotona	☐ Liike
☐ Väliin jääneet ateriat	☐ Silmien rasitus
☐ Ahdistus	☐ ______________

Avustustoimenpiteet

Lääkitys	
Vesi	
Nukkua	
Harjoitus	
Muut	
Muut	

Huomautukset:

Migreeni lokikirja

Migreeni lokikirja

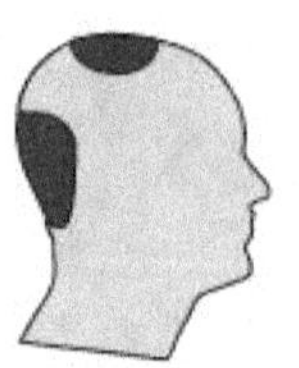 Kaula
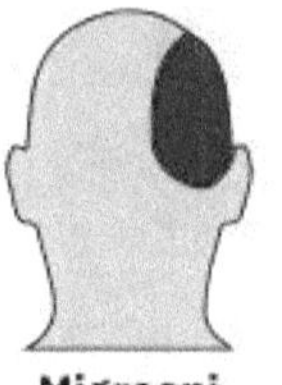 Migreeni
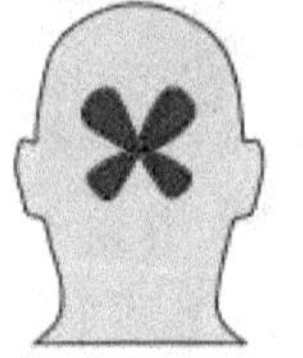 Poskiontelo
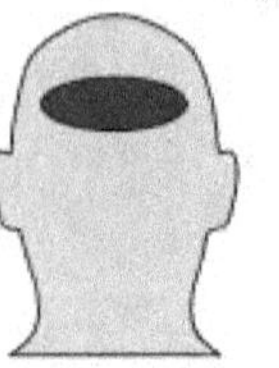 Jännitys
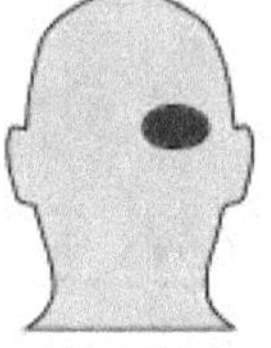 Klusteri
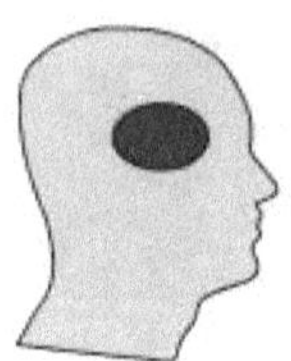 Leukanivelet

Päivämäärä: _______________   Aika [ ]: _______________ _______________

Kivun vakavuus

1	2	3	4	5	6	7	8	9	10

Liipaisimet

☐ Nälkä   ☐ Unettomuus

☐ Kirkkaat valot   ☐ Sairaus

☐ Kahvi   ☐ Väsymys

☐ Stressi työssä   ☐ Hajut / Tuoksut

☐ Stressi kotona   ☐ Liike

☐ Väliin jääneet ateriat   ☐ Silmien rasitus

☐ Ahdistus   ☐ _______________

Avustustoimenpiteet

Lääkitys	
Vesi	
Nukkua	
Harjoitus	
Muut	
Muut	

Huomautukset: _______________

Migreeni lokikirja

Migreeni lokikirja

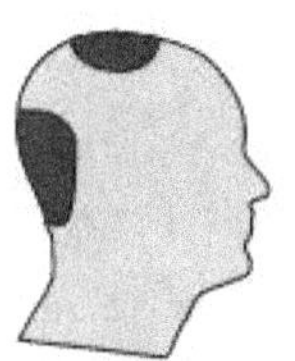 Kaula
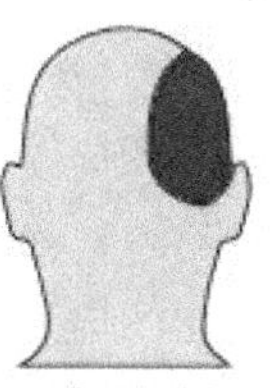 Migreeni
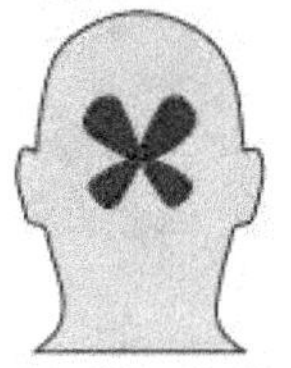 Poskiontelo
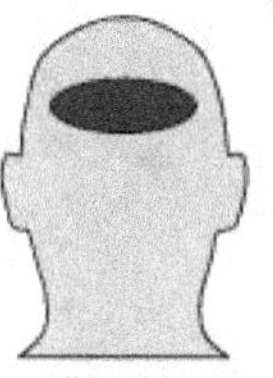 Jännitys
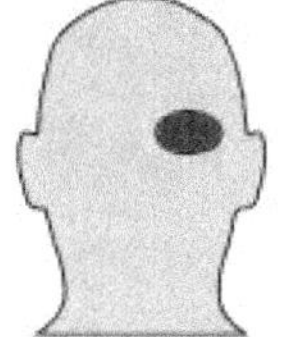 Klusteri
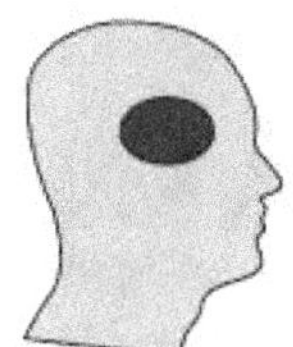 Leukanivelet

Päivämäärä: _____________ **Aika [ ]:** _________ _________

☀ ☐   ☁ ☐   ⛅ ☐   🌦 ☐   🌧 ☐   🌨 ☐   🌡 _________

Kivun vakavuus

1	2	3	4	5	6	7	8	9	10

Liipaisimet

☐ Nälkä	☐ Unettomuus
☐ Kirkkaat valot	☐ Sairaus
☐ Kahvi	☐ Väsymys
☐ Stressi työssä	☐ Hajut / Tuoksut
☐ Stressi kotona	☐ Liike
☐ Väliin jääneet ateriat	☐ Silmien rasitus
☐ Ahdistus	☐ _______________

Avustustoimenpiteet

Lääkitys	
Vesi	
Nukkua	
Harjoitus	
Muut	
Muut	

Huomautukset:

Migreeni lokikirja

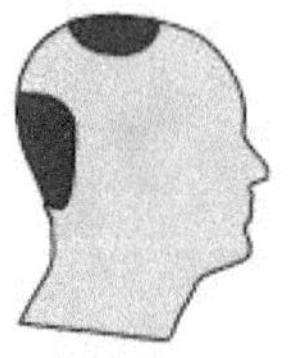 Kaula
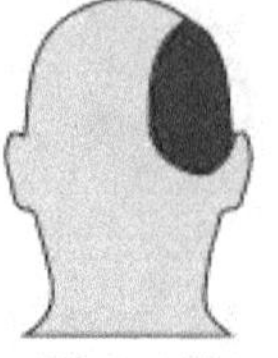 Migreeni
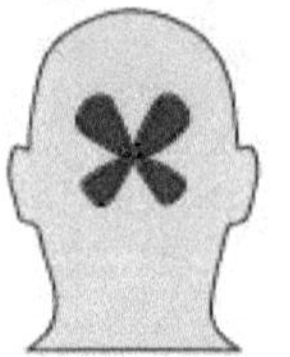 Poskiontelo
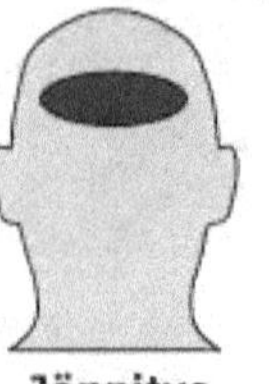 Jännitys
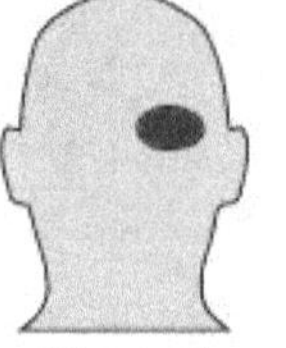 Klusteri
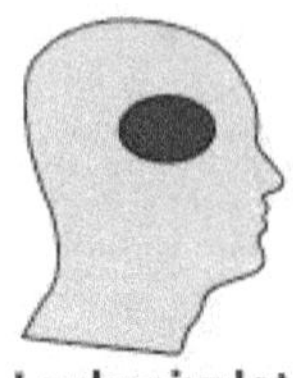 Leukanivelet

Päivämäärä: _____________   **Aika [ ]:** _____________ _____________

☐ ☐ ☐ ☐ ☐ ☐ 🌡 _____________

Kivun vakavuus

1	2	3	4	5	6	7	8	9	10

Liipaisimet

☐ Nälkä	☐ Unettomuus
☐ Kirkkaat valot	☐ Sairaus
☐ Kahvi	☐ Väsymys
☐ Stressi työssä	☐ Hajut / Tuoksut
☐ Stressi kotona	☐ Liike
☐ Väliin jääneet ateriat	☐ Silmien rasitus
☐ Ahdistus	☐ _____________

Avustustoimenpiteet

Lääkitys	
Vesi	
Nukkua	
Harjoitus	
Muut	
Muut	

Huomautukset: ____

Migreeni lokikirja

Migreeni lokikirja

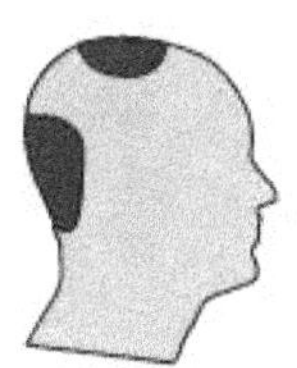 Kaula

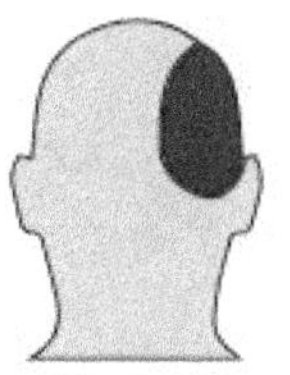 Migreeni

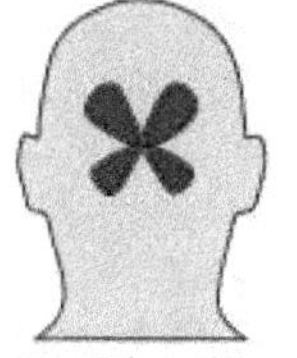 Poskiontelo

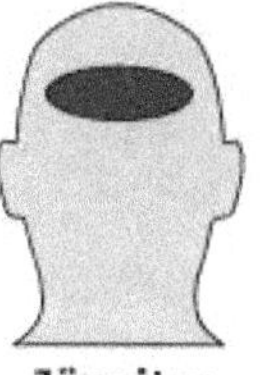 Jännitys

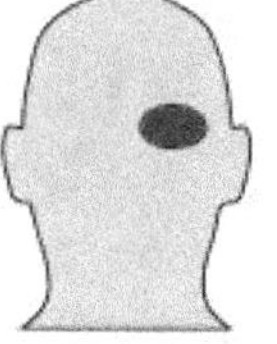 Klusteri

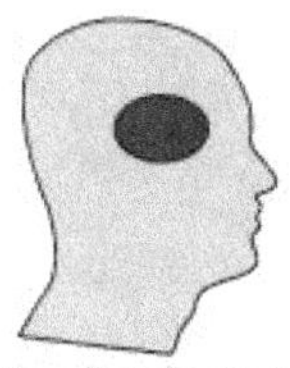 Leukanivelet

Päivämäärä: _____________   **Aika [ ]:** _____________   _____________

☐   ☐   ☐   ☐   ☐   ☐   🌡 _______

Kivun vakavuus

1	2	3	4	5	6	7	8	9	10

Liipaisimet

☐ Nälkä   ☐ Unettomuus

☐ Kirkkaat valot   ☐ Sairaus

☐ Kahvi   ☐ Väsymys

☐ Stressi työssä   ☐ Hajut / Tuoksut

☐ Stressi kotona   ☐ Liike

☐ Väliin jääneet ateriat   ☐ Silmien rasitus

☐ Ahdistus   ☐ _____________

Avustustoimenpiteet

Lääkitys	
Vesi	
Nukkua	
Harjoitus	
Muut	
Muut	

Huomautukset: ____

Migreeni lokikirja

Migreeni lokikirja

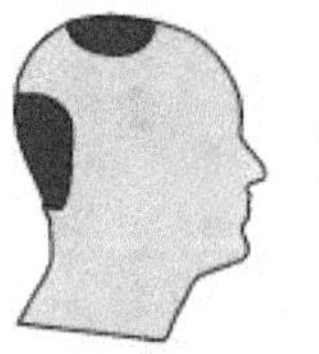 Kaula   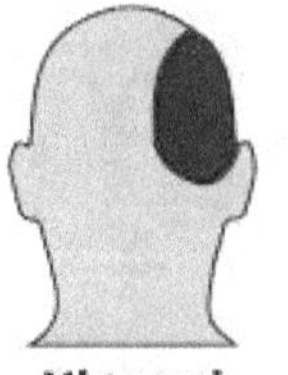 Migreeni   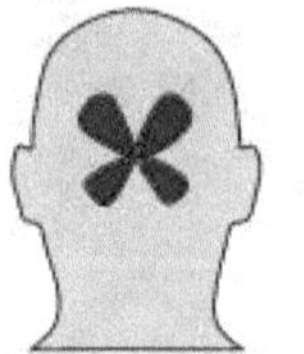 Poskiontelo   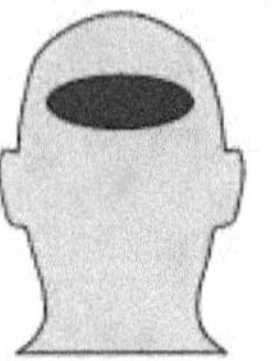 Jännitys   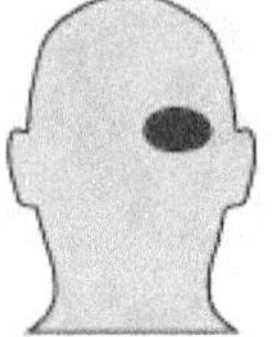 Klusteri   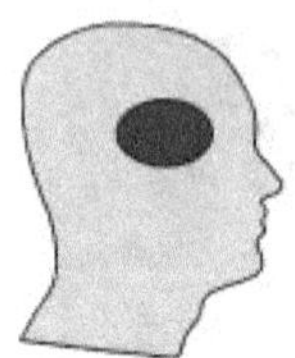 Leukanivelet

Päivämäärä: _____________   **Aika [ ]:** _________ _________

☐   ☐   ☐   ☐   ☐   ☐   🌡 _______

Kivun vakavuus

1	2	3	4	5	6	7	8	9	10

Liipaisimet

☐ Nälkä	☐ Unettomuus
☐ Kirkkaat valot	☐ Sairaus
☐ Kahvi	☐ Väsymys
☐ Stressi työssä	☐ Hajut / Tuoksut
☐ Stressi kotona	☐ Liike
☐ Väliin jääneet ateriat	☐ Silmien rasitus
☐ Ahdistus	☐ _____________

Avustustoimenpiteet

Lääkitys	
Vesi	
Nukkua	
Harjoitus	
Muut	
Muut	

Huomautukset:

Migreeni lokikirja

Migreeni lokikirja

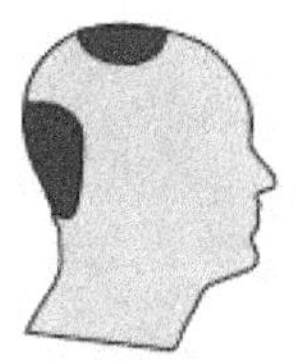 Kaula
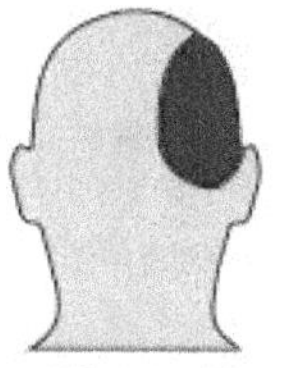 Migreeni
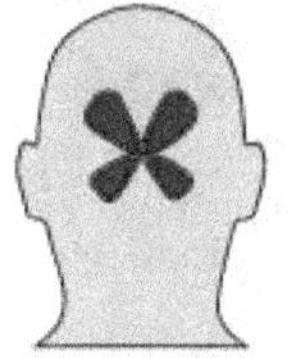 Poskiontelo
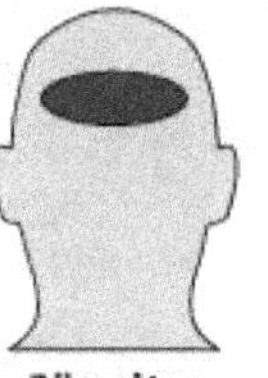 Jännitys
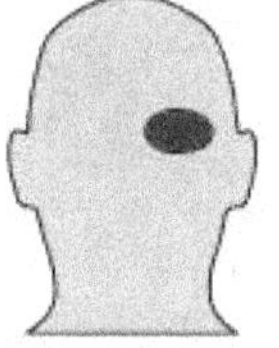 Klusteri
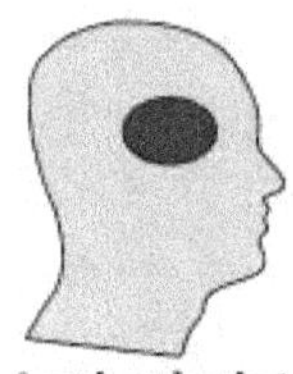 Leukanivelet

Päivämäärä: _______________ **Aika [ ]:** _______________ _______________

☐ ☀   ☐ ☁   ☐ 🌤   ☐ 🌧   ☐ 🌦   ☐ 🌨   🌡 _______________

Kivun vakavuus

1	2	3	4	5	6	7	8	9	10

Liipaisimet

☐ Nälkä	☐ Unettomuus
☐ Kirkkaat valot	☐ Sairaus
☐ Kahvi	☐ Väsymys
☐ Stressi työssä	☐ Hajut / Tuoksut
☐ Stressi kotona	☐ Liike
☐ Väliin jääneet ateriat	☐ Silmien rasitus
☐ Ahdistus	☐ _______________

Avustustoimenpiteet

Lääkitys	
Vesi	
Nukkua	
Harjoitus	
Muut	
Muut	

Huomautukset: _______________

Migreeni lokikirja

Migreeni lokikirja

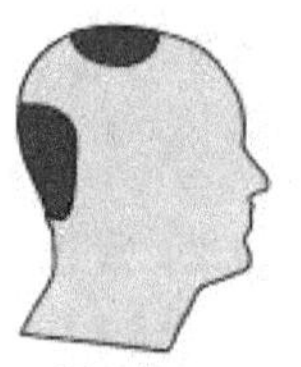 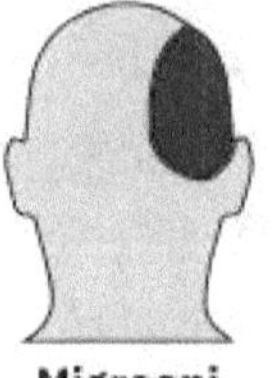 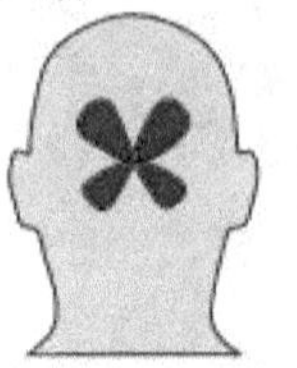 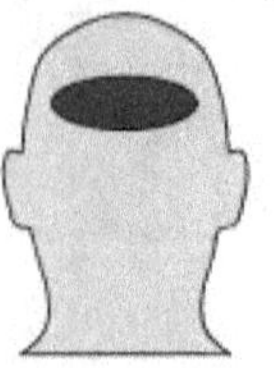 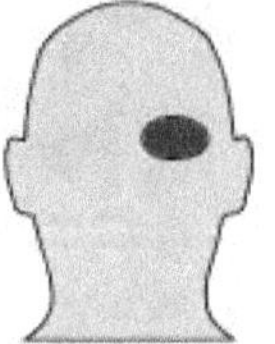 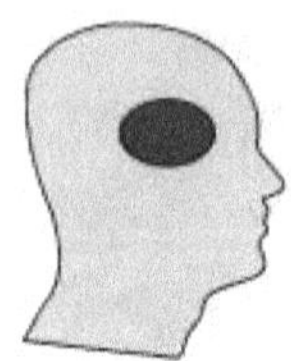

| Kaula | Migreeni | Poskiontelo | Jännitys | Klusteri | Leukanivelet |

Päivämäärä: _____________ **Aika [ ]:** _____________ _____________

☐ ☐ ☐ ☐ ☐ ☐ 🌡 _____________

Kivun vakavuus

1	2	3	4	5	6	7	8	9	10

Liipaisimet

☐ Nälkä	☐ Unettomuus
☐ Kirkkaat valot	☐ Sairaus
☐ Kahvi	☐ Väsymys
☐ Stressi työssä	☐ Hajut / Tuoksut
☐ Stressi kotona	☐ Liike
☐ Väliin jääneet ateriat	☐ Silmien rasitus
☐ Ahdistus	☐ _____________

Avustustoimenpiteet

Lääkitys	
Vesi	
Nukkua	
Harjoitus	
Muut	
Muut	

Huomautukset: ____

Migreeni lokikirja

Migreeni lokikirja

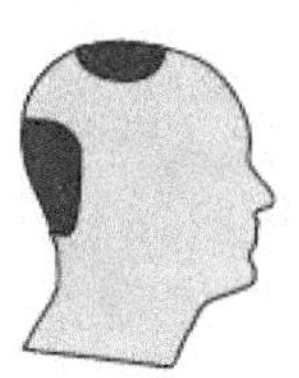 Kaula
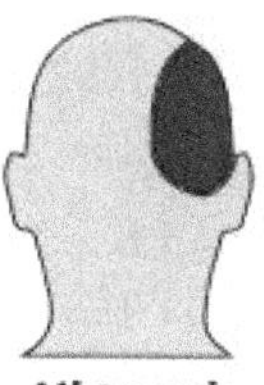 Migreeni
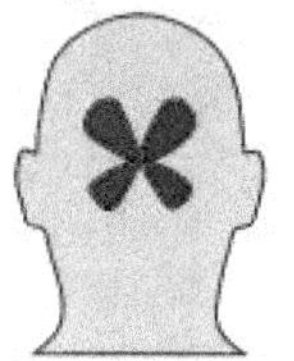 Poskiontelo
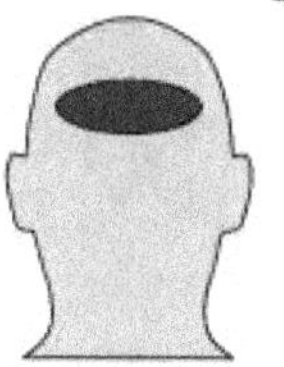 Jännitys
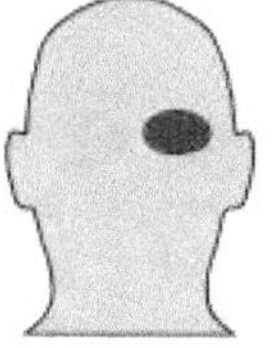 Klusteri
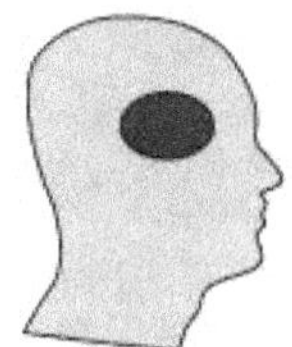 Leukanivelet

Päivämäärä: _____________ **Aika [ ]:** _____________ _____________

☐ ☐ ☐ ☐ ☐ ☐ 🌡 _____________

Kivun vakavuus

1	2	3	4	5	6	7	8	9	10

Liipaisimet

☐ Nälkä	☐ Unettomuus
☐ Kirkkaat valot	☐ Sairaus
☐ Kahvi	☐ Väsymys
☐ Stressi työssä	☐ Hajut / Tuoksut
☐ Stressi kotona	☐ Liike
☐ Väliin jääneet ateriat	☐ Silmien rasitus
☐ Ahdistus	☐ _____________

Avustustoimenpiteet

Lääkitys	
Vesi	
Nukkua	
Harjoitus	
Muut	
Muut	

Huomautukset:

Migreeni lokikirja

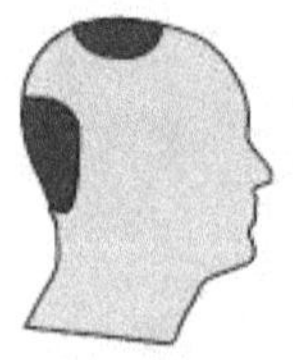 Kaula 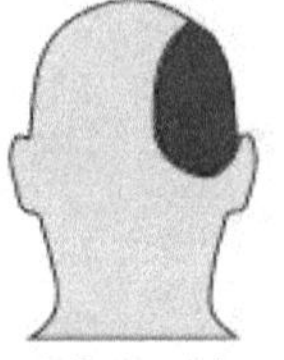 Migreeni 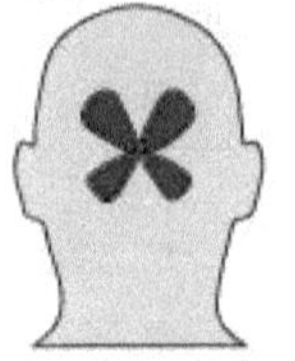 Poskiontelo 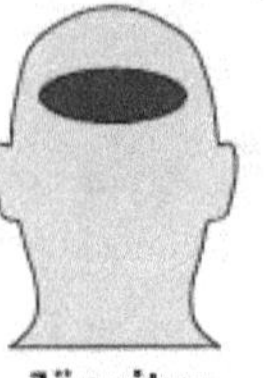 Jännitys 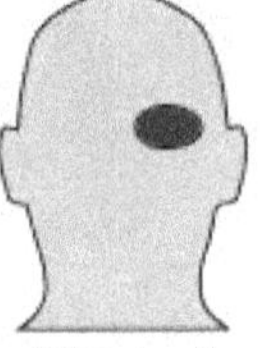 Klusteri 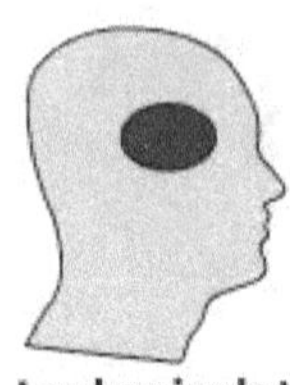 Leukanivelet

Päivämäärä: _______________   **Aika [ ]:** _______________   _______________

☐ ☐ ☐ ☐ ☐ ☐   🌡 _______________

Kivun vakavuus

1	2	3	4	5	6	7	8	9	10

Liipaisimet

☐ Nälkä	☐ Unettomuus
☐ Kirkkaat valot	☐ Sairaus
☐ Kahvi	☐ Väsymys
☐ Stressi työssä	☐ Hajut / Tuoksut
☐ Stressi kotona	☐ Liike
☐ Väliin jääneet ateriat	☐ Silmien rasitus
☐ Ahdistus	☐ _______________

Avustustoimenpiteet

Lääkitys	
Vesi	
Nukkua	
Harjoitus	
Muut	
Muut	

Huomautukset: _______________

Migreeni lokikirja

Migreeni lokikirja

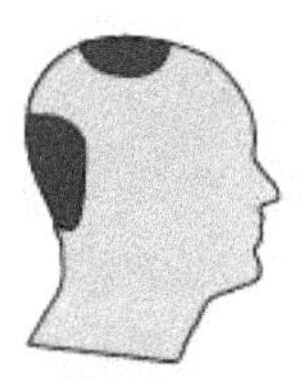
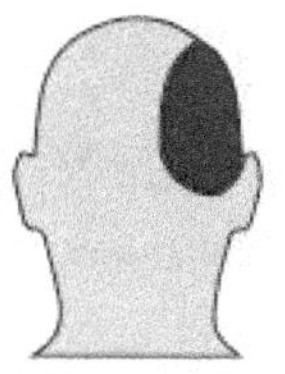
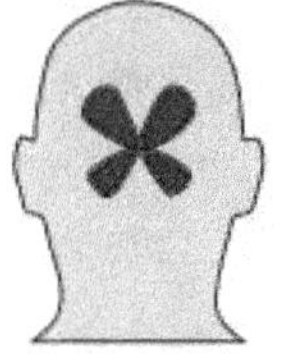
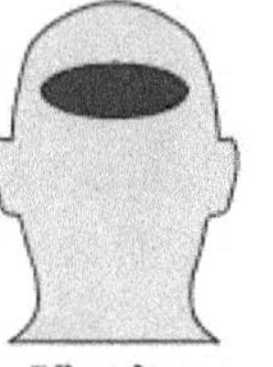
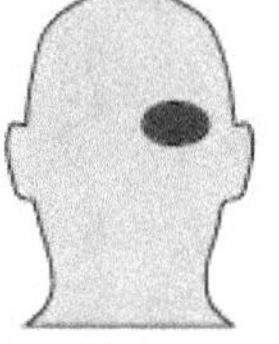
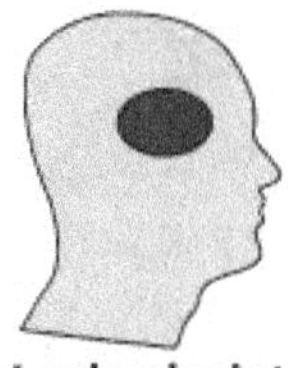

| Kaula | Migreeni | Poskiontelo | Jännitys | Klusteri | Leukanivelet |

Päivämäärä: _______________   **Aika [ ]:** _______________ _______________

☀ ☁ ⛅ 🌧 🌦 🌨 🌡 _______

Kivun vakavuus

| 1 | 2 | 3 | 4 | 5 | 6 | 7 | 8 | 9 | 10 |

Liipaisimet

☐ Nälkä   ☐ Unettomuus

☐ Kirkkaat valot   ☐ Sairaus

☐ Kahvi   ☐ Väsymys

☐ Stressi työssä   ☐ Hajut / Tuoksut

☐ Stressi kotona   ☐ Liike

☐ Väliin jääneet ateriat   ☐ Silmien rasitus

☐ Ahdistus   ☐ _______________

Avustustoimenpiteet

Lääkitys	
Vesi	
Nukkua	
Harjoitus	
Muut	
Muut	

Huomautukset: _______________

Migreeni lokikirja

Migreeni lokikirja

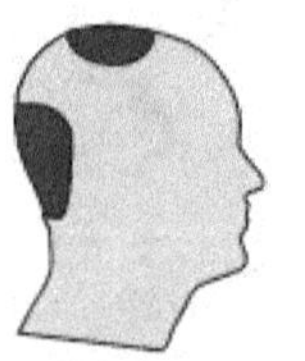 Kaula   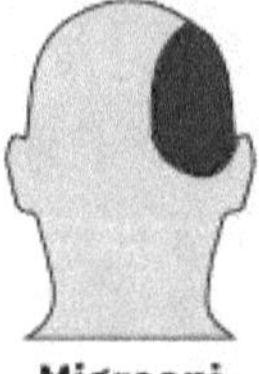 Migreeni   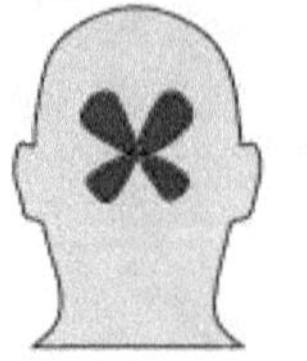 Poskiontelo   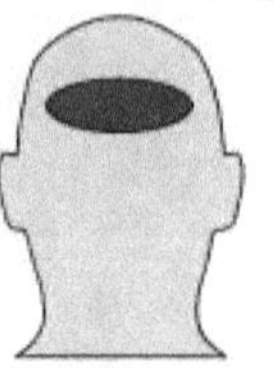 Jännitys   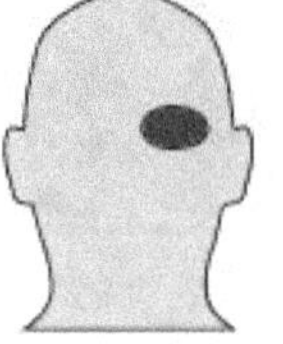 Klusteri   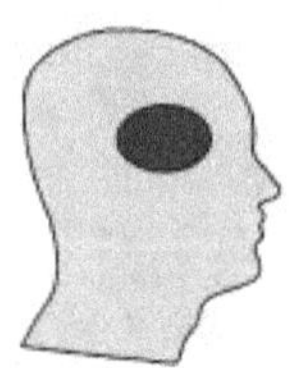 Leukanivelet

Päivämäärä: ______________   **Aika [ ]:** ______________ ______________

☀ ☐   ☐   ☐   ☐   ☐   ☐   🌡 ______

Kivun vakavuus

1	2	3	4	5	6	7	8	9	10

Liipaisimet

☐ Nälkä	☐ Unettomuus
☐ Kirkkaat valot	☐ Sairaus
☐ Kahvi	☐ Väsymys
☐ Stressi työssä	☐ Hajut / Tuoksut
☐ Stressi kotona	☐ Liike
☐ Väliin jääneet ateriat	☐ Silmien rasitus
☐ Ahdistus	☐ ______________

Avustustoimenpiteet

Lääkitys	
Vesi	
Nukkua	
Harjoitus	
Muut	
Muut	

Huomautukset: ______________

Migreeni lokikirja

Migreeni lokikirja

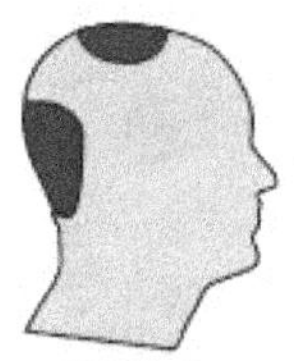 Kaula

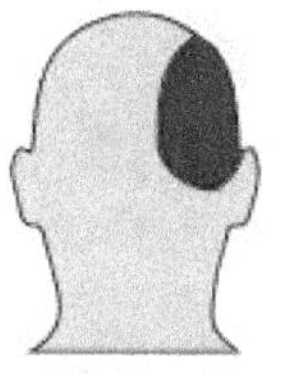 Migreeni

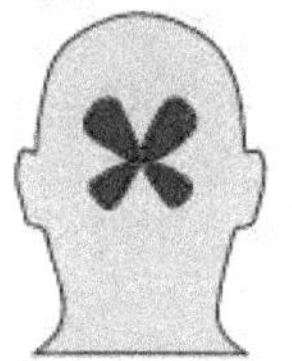 Poskiontelo

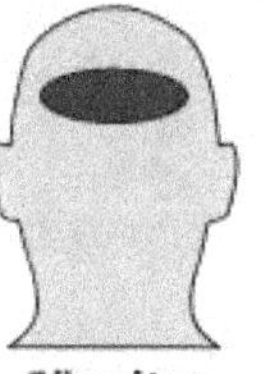 Jännitys

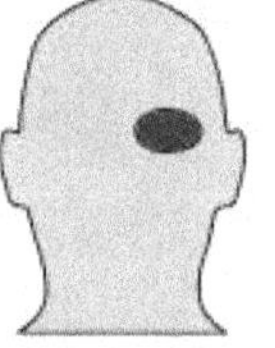 Klusteri

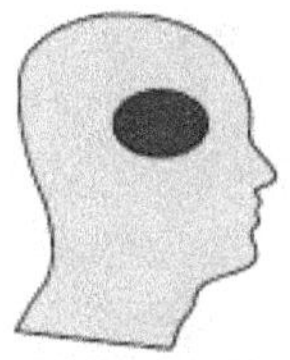 Leukanivelet

Päivämäärä: _______________   **Aika [ ]:** _______________ _______________

☐   ☐   ☐   ☐   ☐   ☐   🌡 _______________

Kivun vakavuus

1	2	3	4	5	6	7	8	9	10

Liipaisimet

☐ Nälkä	☐ Unettomuus
☐ Kirkkaat valot	☐ Sairaus
☐ Kahvi	☐ Väsymys
☐ Stressi työssä	☐ Hajut / Tuoksut
☐ Stressi kotona	☐ Liike
☐ Väliin jääneet ateriat	☐ Silmien rasitus
☐ Ahdistus	☐ _______________

Avustustoimenpiteet

Lääkitys	
Vesi	
Nukkua	
Harjoitus	
Muut	
Muut	

Huomautukset: _______________

Migreeni lokikirja

Migreeni lokikirja

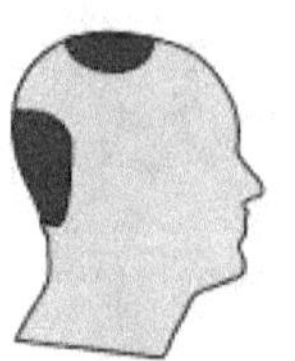
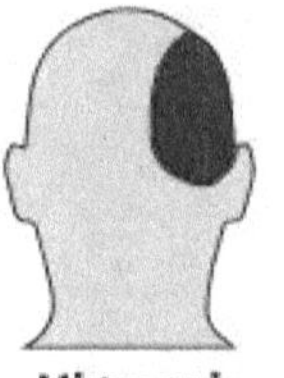
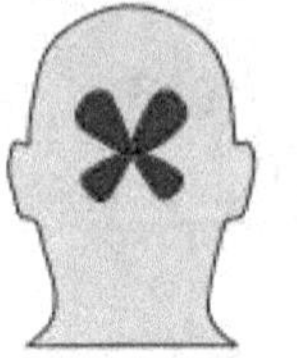
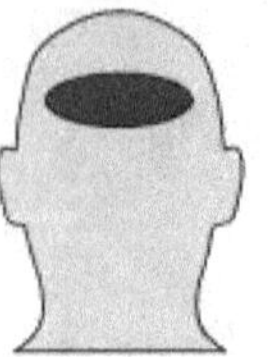
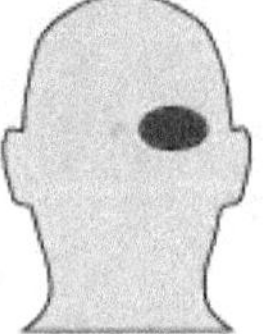
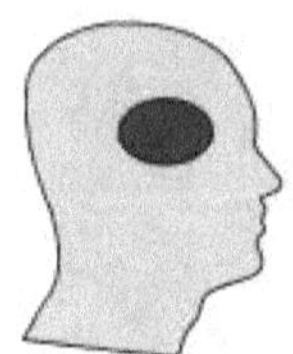

Päivämäärä: _____________   **Aika [ ]:** _____________ _____________

☐ ☐ ☐ ☐ ☐ ☐ 🌡 _________

Kivun vakavuus

1	2	3	4	5	6	7	8	9	10

Liipaisimet

☐ Nälkä	☐ Unettomuus
☐ Kirkkaat valot	☐ Sairaus
☐ Kahvi	☐ Väsymys
☐ Stressi työssä	☐ Hajut / Tuoksut
☐ Stressi kotona	☐ Liike
☐ Väliin jääneet ateriat	☐ Silmien rasitus
☐ Ahdistus	☐ _______________

Avustustoimenpiteet

Lääkitys	
Vesi	
Nukkua	
Harjoitus	
Muut	
Muut	

Huomautukset:

Migreeni lokikirja

Migreeni lokikirja

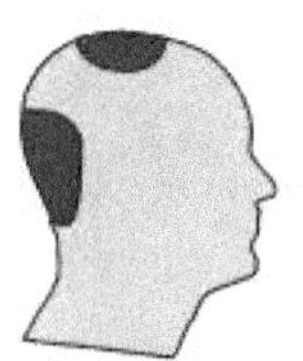
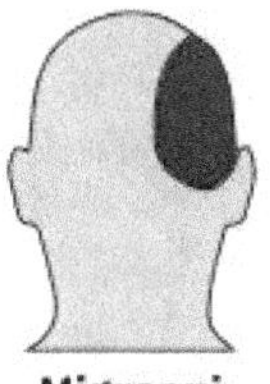
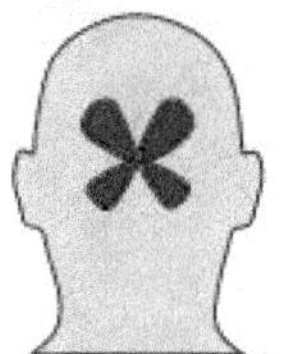
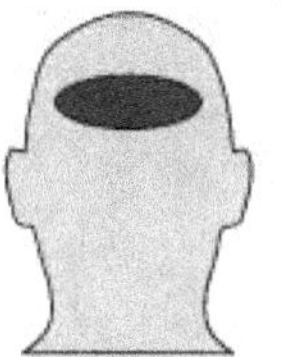
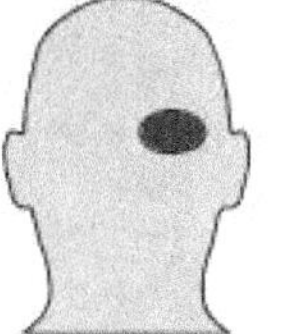
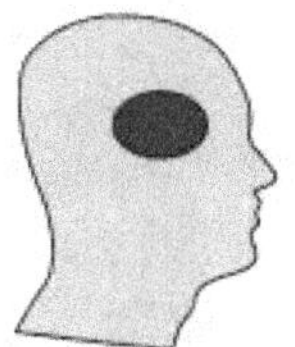

| Kaula | Migreeni | Poskiontelo | Jännitys | Klusteri | Leukanivelet |

Päivämäärä: __________   **Aika [ ]:** __________ __________

☐ ☀️ ☐ ⛅ ☐ 🌤 ☐ 🌥 ☐ 🌧 ☐ 🌨 🌡 __________

Kivun vakavuus

1	2	3	4	5	6	7	8	9	10

Liipaisimet

☐ Nälkä	☐ Unettomuus
☐ Kirkkaat valot	☐ Sairaus
☐ Kahvi	☐ Väsymys
☐ Stressi työssä	☐ Hajut / Tuoksut
☐ Stressi kotona	☐ Liike
☐ Väliin jääneet ateriat	☐ Silmien rasitus
☐ Ahdistus	☐ __________

Avustustoimenpiteet

Lääkitys	
Vesi	
Nukkua	
Harjoitus	
Muut	
Muut	

Huomautukset:

Migreeni lokikirja

Migreeni lokikirja

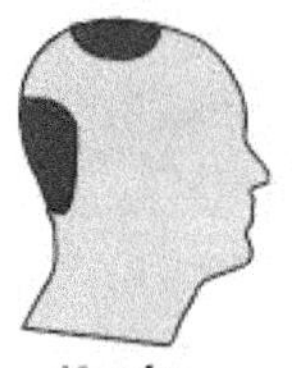 Kaula
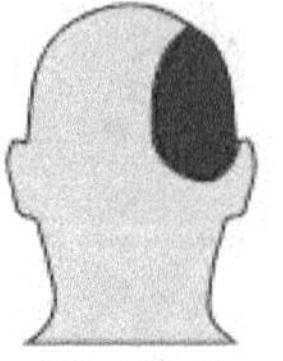 Migreeni
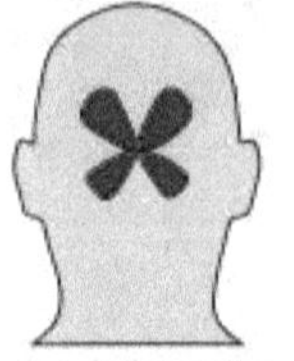 Poskiontelo
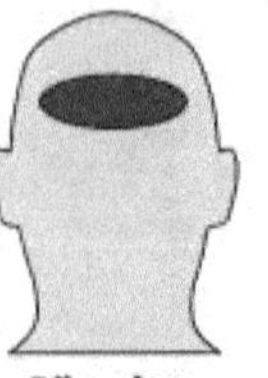 Jännitys
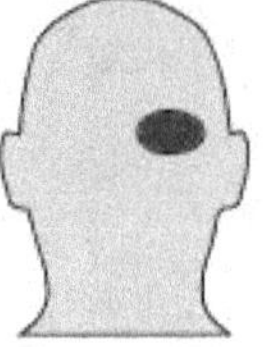 Klusteri
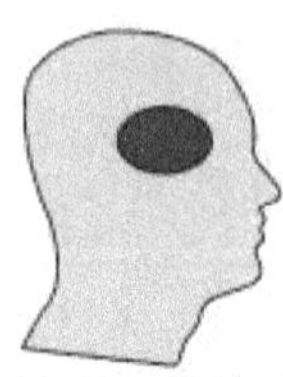 Leukanivelet

Päivämäärä: _______________   **Aika [ ]:** _______________

☀ ☐   ⛅ ☐   🌤 ☐   🌦 ☐   🌧 ☐   🌨 ☐   🌡 _______

Kivun vakavuus

1	2	3	4	5	6	7	8	9	10

Liipaisimet

☐ Nälkä	☐ Unettomuus
☐ Kirkkaat valot	☐ Sairaus
☐ Kahvi	☐ Väsymys
☐ Stressi työssä	☐ Hajut / Tuoksut
☐ Stressi kotona	☐ Liike
☐ Väliin jääneet ateriat	☐ Silmien rasitus
☐ Ahdistus	☐ _______________

Avustustoimenpiteet

Lääkitys	
Vesi	
Nukkua	
Harjoitus	
Muut	
Muut	

Huomautukset: _______________

Migreeni lokikirja

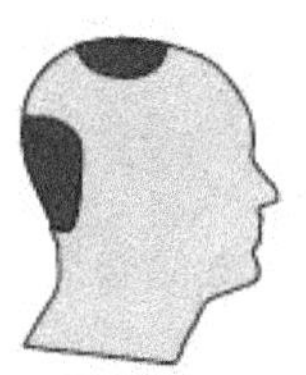
Kaula

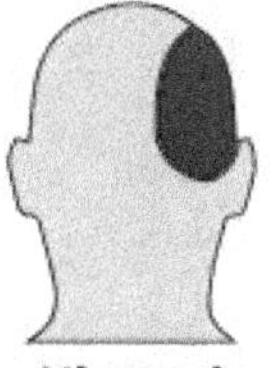
Migreeni

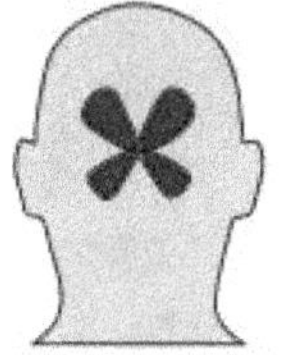
Poskiontelo

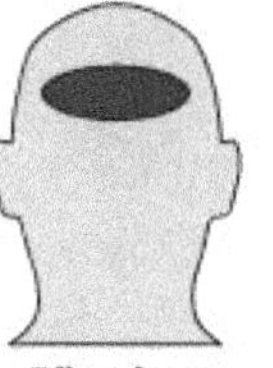
Jännitys

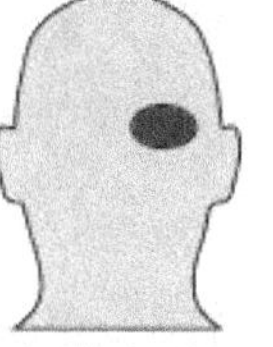
Klusteri

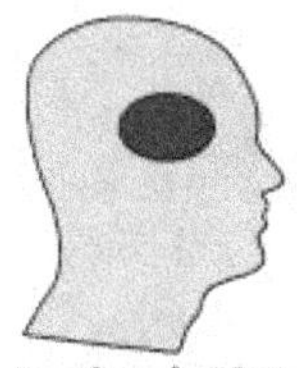
Leukanivelet

Päivämäärä: _______________ **Aika [ ]:** _______________ _______________

☐ ☀ ☐ ⛅ ☐ ⛅ ☐ 🌧 ☐ 🌧 ☐ 🌨 🌡 _______________

Kivun vakavuus

1	2	3	4	5	6	7	8	9	10

Liipaisimet

☐ Nälkä	☐ Unettomuus
☐ Kirkkaat valot	☐ Sairaus
☐ Kahvi	☐ Väsymys
☐ Stressi työssä	☐ Hajut / Tuoksut
☐ Stressi kotona	☐ Liike
☐ Väliin jääneet ateriat	☐ Silmien rasitus
☐ Ahdistus	☐ _______________

Avustustoimenpiteet

Lääkitys	
Vesi	
Nukkua	
Harjoitus	
Muut	
Muut	

Huomautukset:

Migreeni lokikirja

Migreeni lokikirja

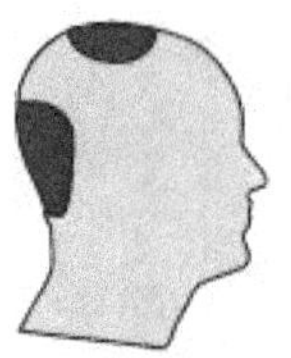 Kaula

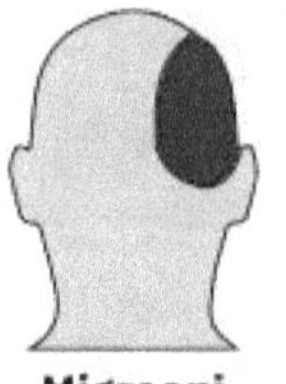 Migreeni

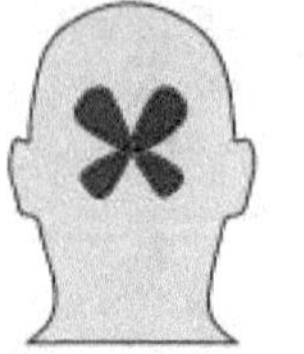 Poskiontelo

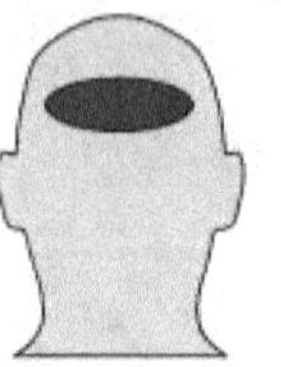 Jännitys

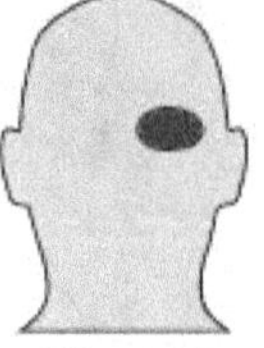 Klusteri

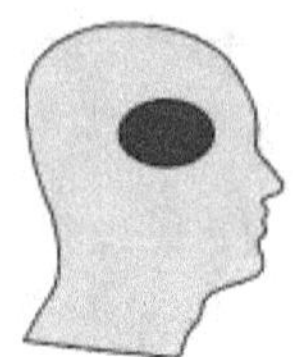 Leukanivelet

Päivämäärä: ___________   **Aika [ ]:** ___________   ___________

☐ ☐ ☐ ☐ ☐ ☐ 🌡 ___________

Kivun vakavuus

1	2	3	4	5	6	7	8	9	10

Liipaisimet

☐ Nälkä   ☐ Unettomuus

☐ Kirkkaat valot   ☐ Sairaus

☐ Kahvi   ☐ Väsymys

☐ Stressi työssä   ☐ Hajut / Tuoksut

☐ Stressi kotona   ☐ Liike

☐ Väliin jääneet ateriat   ☐ Silmien rasitus

☐ Ahdistus   ☐ _______________

Avustustoimenpiteet

Lääkitys	
Vesi	
Nukkua	
Harjoitus	
Muut	
Muut	

Huomautukset: _______________

Migreeni lokikirja

Migreeni lokikirja

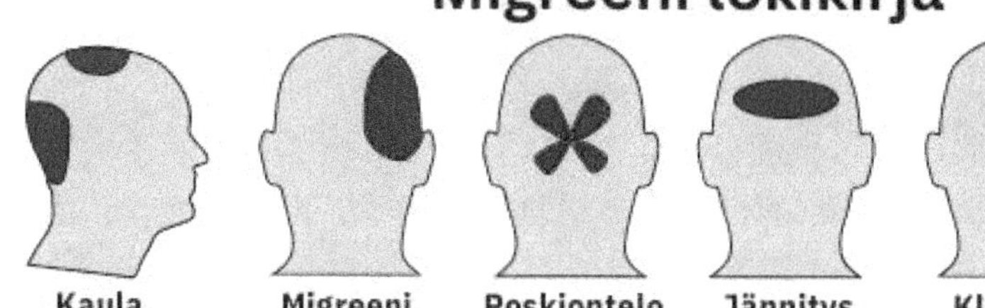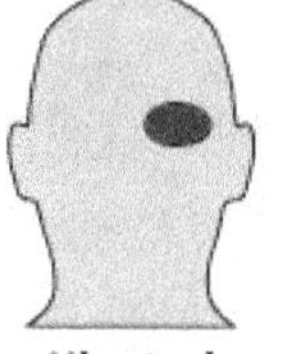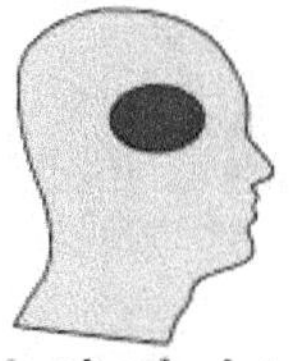

| Kaula | Migreeni | Poskiontelo | Jännitys | Klusteri | Leukanivelet |

Päivämäärä: _______________   **Aika [ ]:** _______________

Kivun vakavuus

| 1 | 2 | 3 | 4 | 5 | 6 | 7 | 8 | 9 | 10 |

Liipaisimet

- ☐ Nälkä
- ☐ Kirkkaat valot
- ☐ Kahvi
- ☐ Stressi työssä
- ☐ Stressi kotona
- ☐ Väliin jääneet ateriat
- ☐ Ahdistus

- ☐ Unettomuus
- ☐ Sairaus
- ☐ Väsymys
- ☐ Hajut / Tuoksut
- ☐ Liike
- ☐ Silmien rasitus
- ☐ _______________

Avustustoimenpiteet

Lääkitys	
Vesi	
Nukkua	
Harjoitus	
Muut	
Muut	

Huomautukset: _______________

Migreeni lokikirja

Migreeni lokikirja

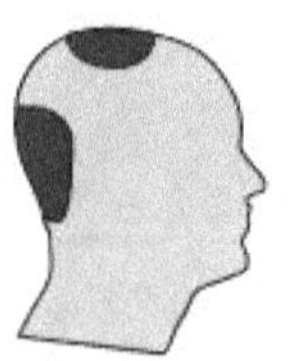 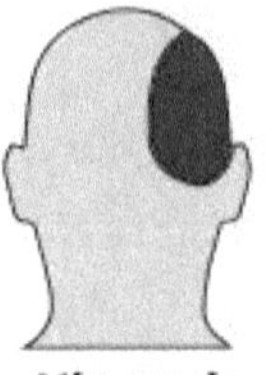 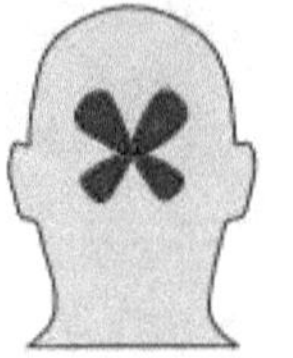 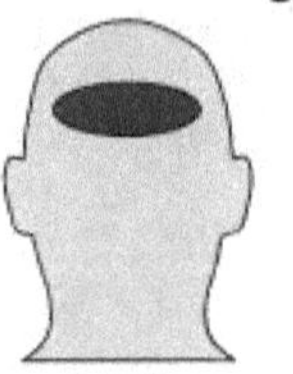 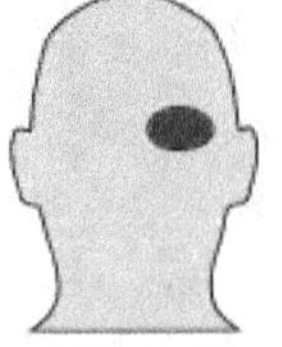 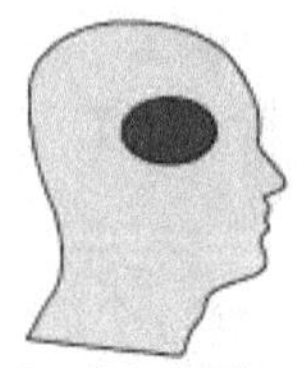

| Kaula | Migreeni | Poskiontelo | Jännitys | Klusteri | Leukanivelet |

Päivämäärä: _____________ **Aika [ ]:** _________ _________

☀ ☐   ⛅ ☐   🌥 ☐   🌦 ☐   🌧 ☐   🌨 ☐   🌡 _________

Kivun vakavuus

1	2	3	4	5	6	7	8	9	10

Liipaisimet

☐ Nälkä	☐ Unettomuus
☐ Kirkkaat valot	☐ Sairaus
☐ Kahvi	☐ Väsymys
☐ Stressi työssä	☐ Hajut / Tuoksut
☐ Stressi kotona	☐ Liike
☐ Väliin jääneet ateriat	☐ Silmien rasitus
☐ Ahdistus	☐ _________________

Avustustoimenpiteet

Lääkitys	
Vesi	
Nukkua	
Harjoitus	
Muut	
Muut	

Huomautukset:

Migreeni lokikirja

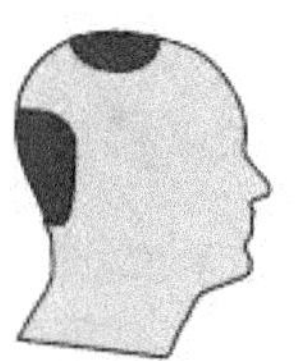 Kaula
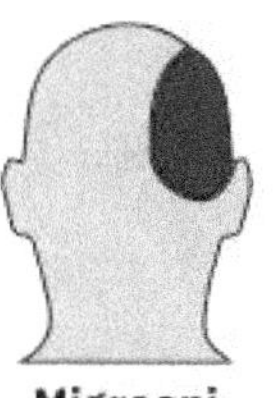 Migreeni
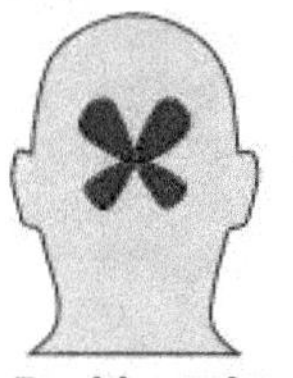 Poskiontelo
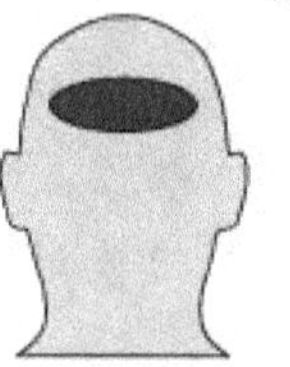 Jännitys
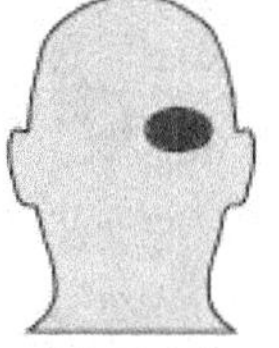 Klusteri
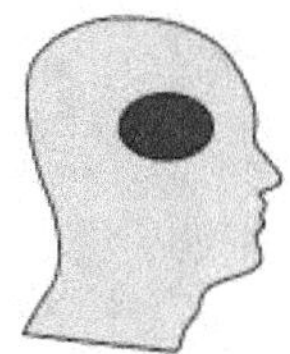 Leukanivelet

Päivämäärä: __________________ **Aika [ ]:** __________ __________

☐ ☐ ☐ ☐ ☐ ☐ | __________

Kivun vakavuus

1	2	3	4	5	6	7	8	9	10

Liipaisimet

☐ Nälkä	☐ Unettomuus
☐ Kirkkaat valot	☐ Sairaus
☐ Kahvi	☐ Väsymys
☐ Stressi työssä	☐ Hajut / Tuoksut
☐ Stressi kotona	☐ Liike
☐ Väliin jääneet ateriat	☐ Silmien rasitus
☐ Ahdistus	☐ __________

Avustustoimenpiteet

Lääkitys	
Vesi	
Nukkua	
Harjoitus	
Muut	
Muut	

Huomautukset:

Migreeni lokikirja

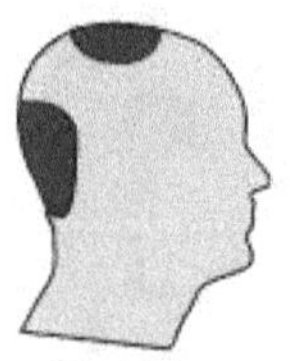
Kaula

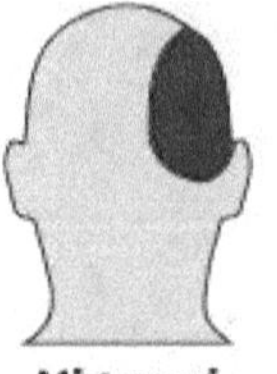
Migreeni

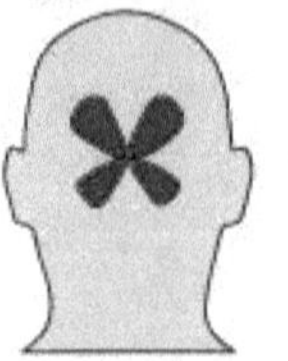
Poskiontelo

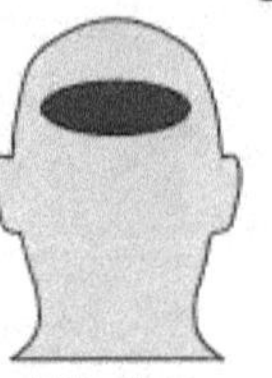
Jännitys

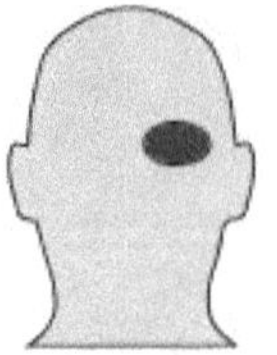
Klusteri

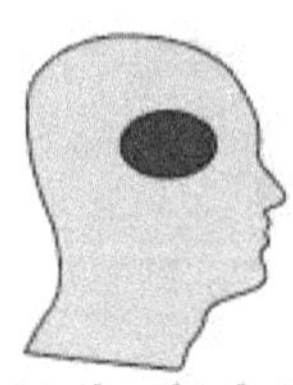
Leukanivelet

Päivämäärä: _____________   **Aika [ ]:** _________ _________

☐   ☐   ☐   ☐   ☐   ☐   _________

Kivun vakavuus

1	2	3	4	5	6	7	8	9	10

Liipaisimet

☐ Nälkä	☐ Unettomuus
☐ Kirkkaat valot	☐ Sairaus
☐ Kahvi	☐ Väsymys
☐ Stressi työssä	☐ Hajut / Tuoksut
☐ Stressi kotona	☐ Liike
☐ Väliin jääneet ateriat	☐ Silmien rasitus
☐ Ahdistus	☐ _____________

Avustustoimenpiteet

Lääkitys	
Vesi	
Nukkua	
Harjoitus	
Muut	
Muut	

Huomautukset:

Migreeni lokikirja

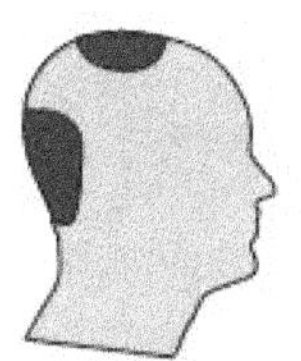
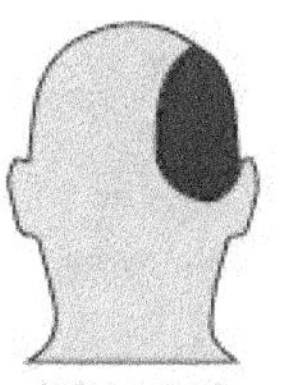
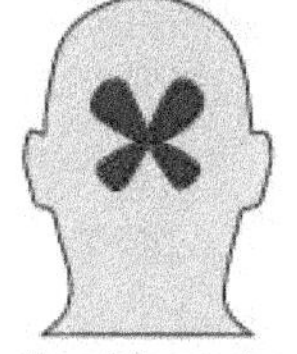
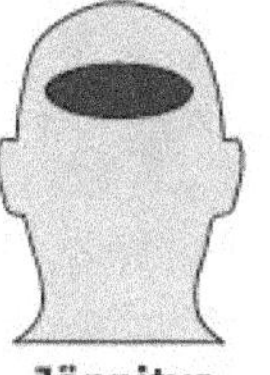
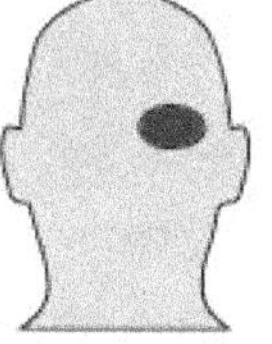
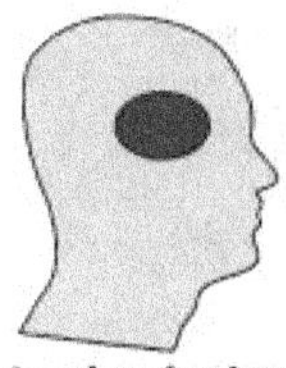

| Kaula | Migreeni | Poskiontelo | Jännitys | Klusteri | Leukanivelet |

Päivämäärä: _____________   **Aika [ ]:** _____________ _____________

☐　☐　☐　☐　☐　☐

Kivun vakavuus

1	2	3	4	5	6	7	8	9	10

Liipaisimet

☐ Nälkä　　　　　　　　☐ Unettomuus

☐ Kirkkaat valot　　　　☐ Sairaus

☐ Kahvi　　　　　　　　☐ Väsymys

☐ Stressi työssä　　　　☐ Hajut / Tuoksut

☐ Stressi kotona　　　　☐ Liike

☐ Väliin jääneet ateriat　☐ Silmien rasitus

☐ Ahdistus　　　　　　　☐ _____________

Avustustoimenpiteet

Lääkitys	
Vesi	
Nukkua	
Harjoitus	
Muut	
Muut	

Huomautukset:

Migreeni lokikirja

Migreeni lokikirja

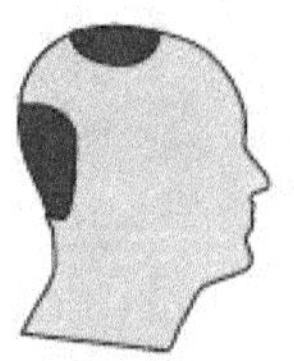 Kaula
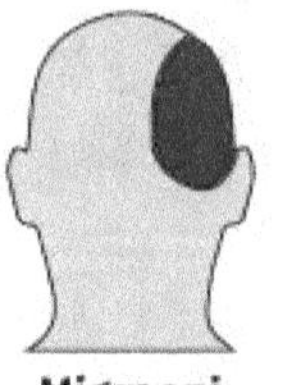 Migreeni
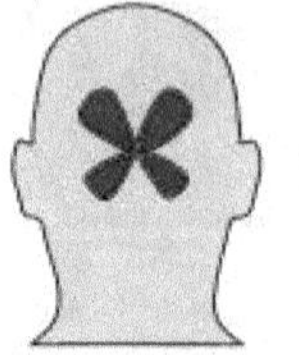 Poskiontelo
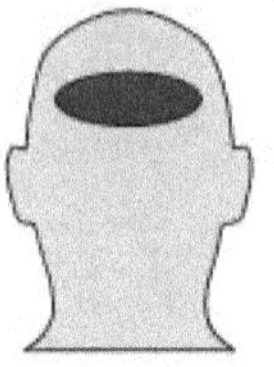 Jännitys
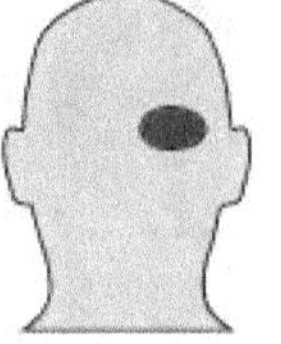 Klusteri
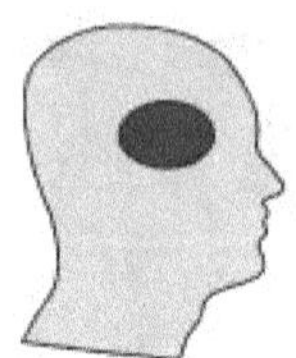 Leukanivelet

Päivämäärä: _______________   Aika [ ]: _________   _________

☐   ☐   ☐   ☐   ☐   ☐   _________

Kivun vakavuus

1	2	3	4	5	6	7	8	9	10

Liipaisimet

☐ Nälkä	☐ Unettomuus
☐ Kirkkaat valot	☐ Sairaus
☐ Kahvi	☐ Väsymys
☐ Stressi työssä	☐ Hajut / Tuoksut
☐ Stressi kotona	☐ Liike
☐ Väliin jääneet ateriat	☐ Silmien rasitus
☐ Ahdistus	☐ _____________

Avustustoimenpiteet

Lääkitys	
Vesi	
Nukkua	
Harjoitus	
Muut	
Muut	

Huomautukset: _______________________________

Migreeni lokikirja

Migreeni lokikirja

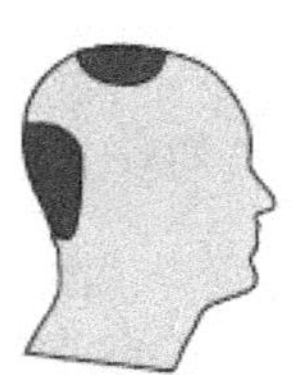 Kaula 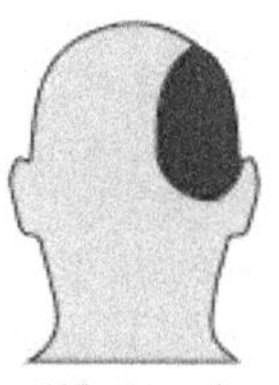 Migreeni 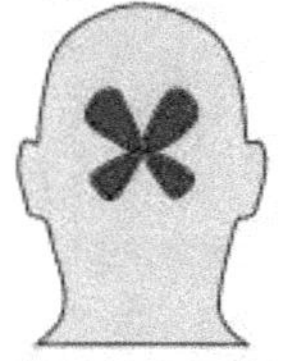 Poskiontelo 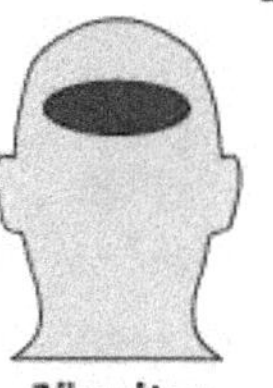 Jännitys 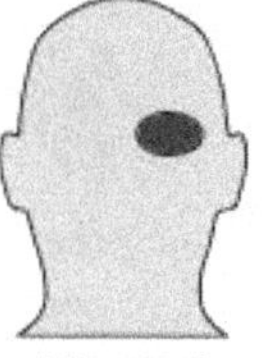 Klusteri 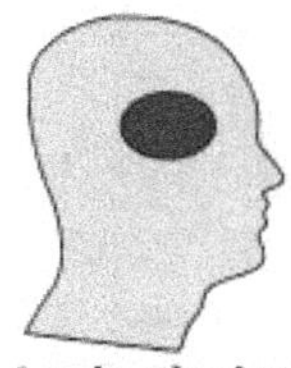 Leukanivelet

Päivämäärä: _______________   **Aika [ ]:** _______________

☐ ☀ ☐ ⛅ ☐ 🌥 ☐ 🌦 ☐ 🌧 ☐ 🌨   🌡 _______

Kivun vakavuus

1	2	3	4	5	6	7	8	9	10

Liipaisimet

☐ Nälkä		☐ Unettomuus	
☐ Kirkkaat valot		☐ Sairaus	
☐ Kahvi		☐ Väsymys	
☐ Stressi työssä		☐ Hajut / Tuoksut	
☐ Stressi kotona		☐ Liike	
☐ Väliin jääneet ateriat		☐ Silmien rasitus	
☐ Ahdistus		☐ _______________	

Avustustoimenpiteet

Lääkitys	
Vesi	
Nukkua	
Harjoitus	
Muut	
Muut	

Huomautukset:

Migreeni lokikirja

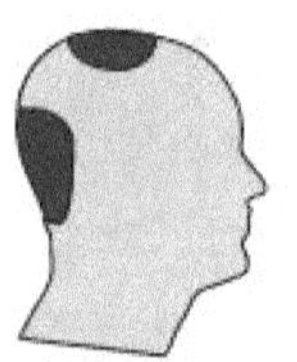 Kaula
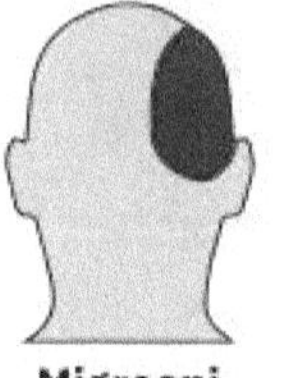 Migreeni
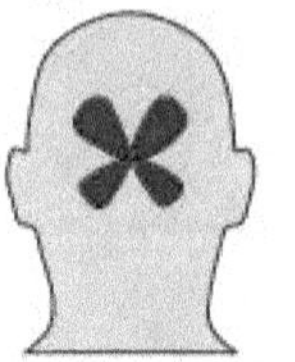 Poskiontelo
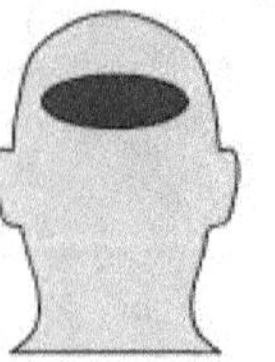 Jännitys
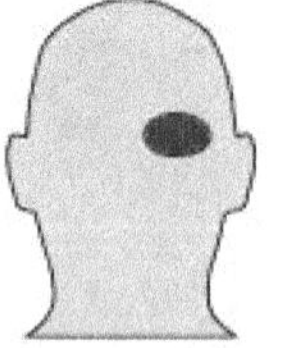 Klusteri
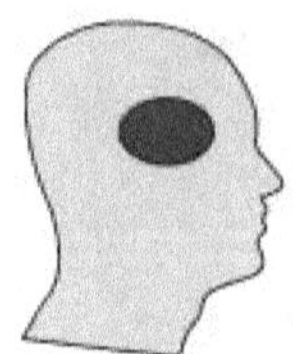 Leukanivelet

Päivämäärä: ______________ **Aika [ ]:** ______________ ______________

☀ ☐   ☁ ☐   ⛅ ☐   🌧 ☐   🌧 ☐   🌨 ☐   🌡 ______________

Kivun vakavuus

1	2	3	4	5	6	7	8	9	10

Liipaisimet

☐ Nälkä	☐ Unettomuus
☐ Kirkkaat valot	☐ Sairaus
☐ Kahvi	☐ Väsymys
☐ Stressi työssä	☐ Hajut / Tuoksut
☐ Stressi kotona	☐ Liike
☐ Väliin jääneet ateriat	☐ Silmien rasitus
☐ Ahdistus	☐ ______________

Avustustoimenpiteet

Lääkitys	
Vesi	
Nukkua	
Harjoitus	
Muut	
Muut	

Huomautukset: ______________

Migreeni lokikirja

Migreeni lokikirja

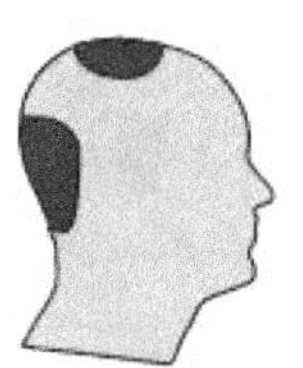 Kaula
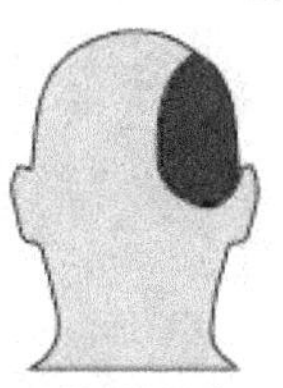 Migreeni
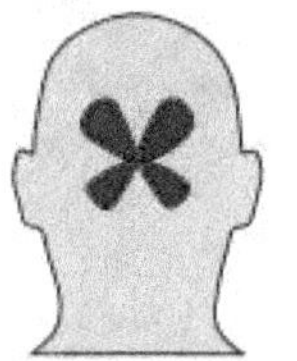 Poskiontelo
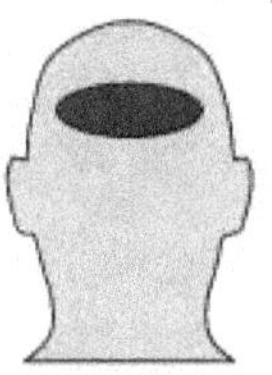 Jännitys
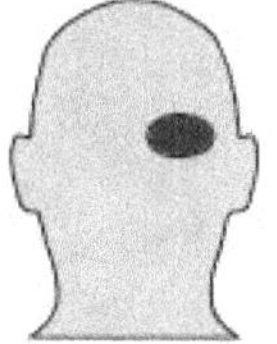 Klusteri
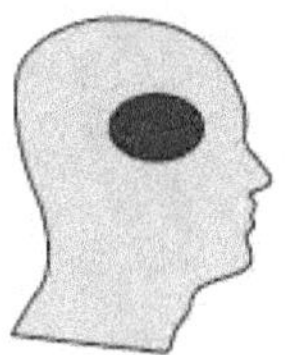 Leukanivelet

Päivämäärä: ______________ **Aika [ ]:** ______________ ______________

☐ ☐ ☐ ☐ ☐ ☐ 🌡 ______________

Kivun vakavuus

1	2	3	4	5	6	7	8	9	10

Liipaisimet

☐ Nälkä		☐ Unettomuus
☐ Kirkkaat valot		☐ Sairaus
☐ Kahvi		☐ Väsymys
☐ Stressi työssä		☐ Hajut / Tuoksut
☐ Stressi kotona		☐ Liike
☐ Väliin jääneet ateriat		☐ Silmien rasitus
☐ Ahdistus		☐ ______________

Avustustoimenpiteet

Lääkitys	
Vesi	
Nukkua	
Harjoitus	
Muut	
Muut	

Huomautukset:

Migreeni lokikirja

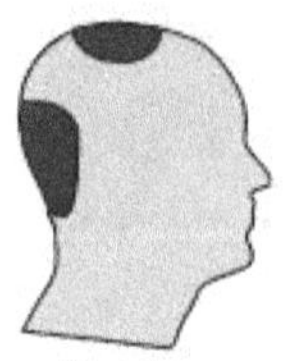 Kaula
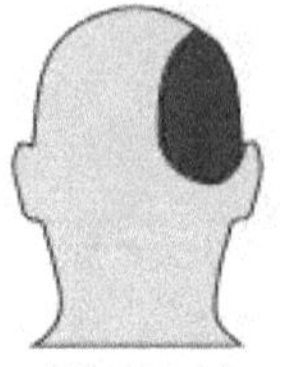 Migreeni
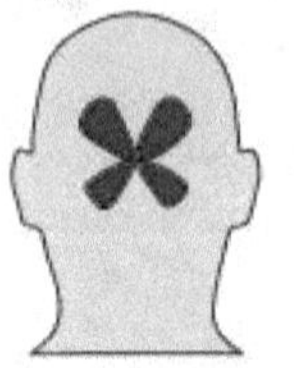 Poskiontelo
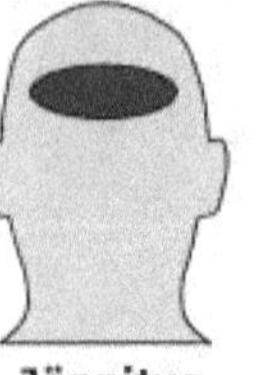 Jännitys
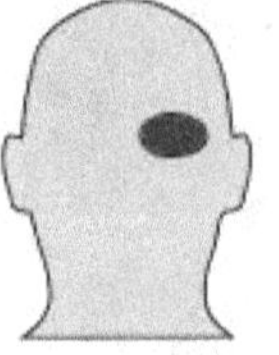 Klusteri
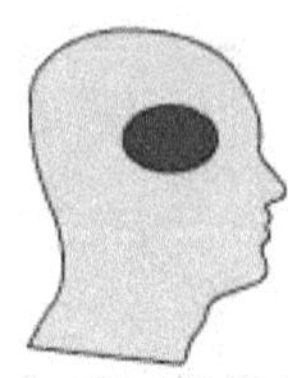 Leukanivelet

Päivämäärä: _______________   **Aika [ ]:** _______________   _______________

Kivun vakavuus

1	2	3	4	5	6	7	8	9	10

Liipaisimet

☐ Nälkä	☐ Unettomuus
☐ Kirkkaat valot	☐ Sairaus
☐ Kahvi	☐ Väsymys
☐ Stressi työssä	☐ Hajut / Tuoksut
☐ Stressi kotona	☐ Liike
☐ Väliin jääneet ateriat	☐ Silmien rasitus
☐ Ahdistus	☐ _______________

Avustustoimenpiteet

Lääkitys	
Vesi	
Nukkua	
Harjoitus	
Muut	
Muut	

Huomautukset:

Migreeni lokikirja

Migreeni lokikirja

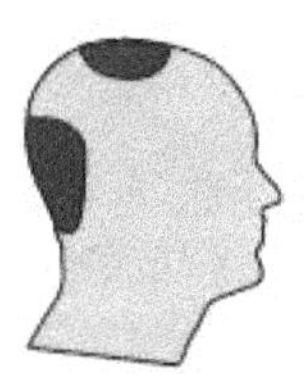 Kaula

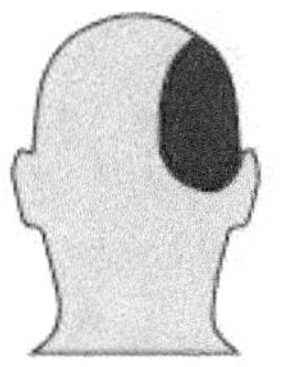 Migreeni

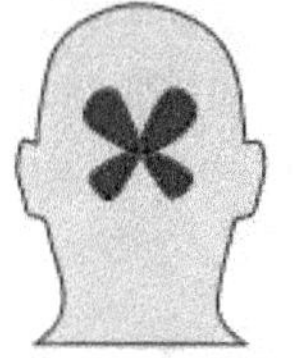 Poskiontelo

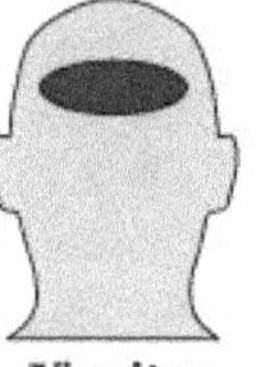 Jännitys

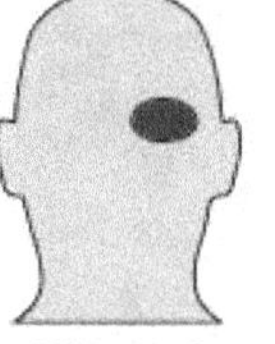 Klusteri

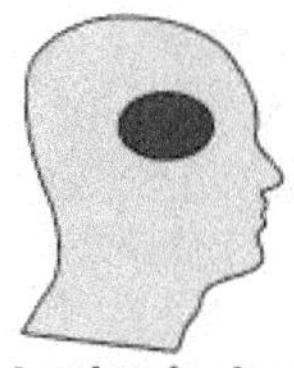 Leukanivelet

Päivämäärä: _______________   **Aika [ ]:** _______________ _______________

☐ ☐ ☐ ☐ ☐ ☐ 🌡 _______________

Kivun vakavuus

1	2	3	4	5	6	7	8	9	10

Liipaisimet

☐ Nälkä ☐ Unettomuus

☐ Kirkkaat valot ☐ Sairaus

☐ Kahvi ☐ Väsymys

☐ Stressi työssä ☐ Hajut / Tuoksut

☐ Stressi kotona ☐ Liike

☐ Väliin jääneet ateriat ☐ Silmien rasitus

☐ Ahdistus ☐ _______________

Avustustoimenpiteet

Lääkitys	
Vesi	
Nukkua	
Harjoitus	
Muut	
Muut	

Huomautukset:

Migreeni lokikirja

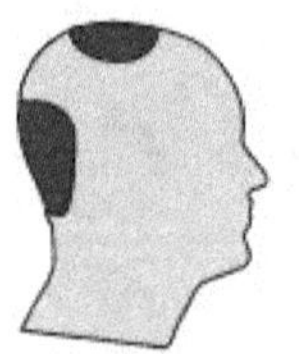 Kaula
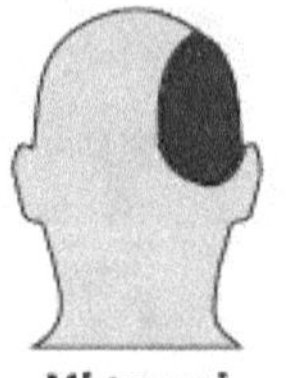 Migreeni
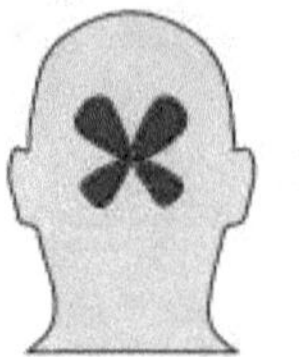 Poskiontelo
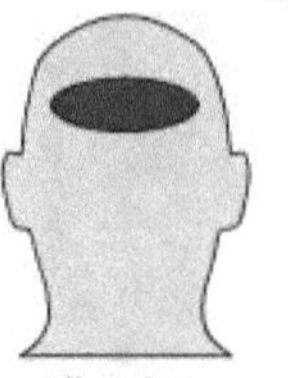 Jännitys
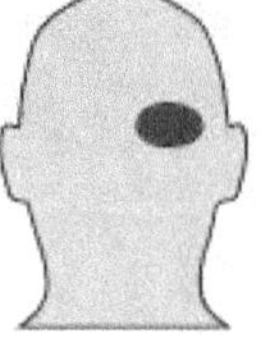 Klusteri
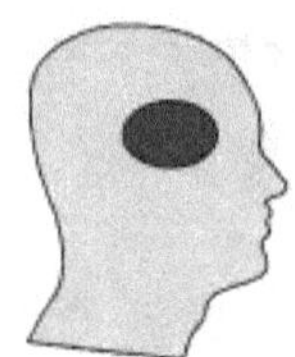 Leukanivelet

Päivämäärä: ______________   **Aika [ ]:** ____________   ____________

☐   ☐   ☐   ☐   ☐   ☐   🌡 ________

Kivun vakavuus

1	2	3	4	5	6	7	8	9	10

Liipaisimet

☐ Nälkä	☐ Unettomuus
☐ Kirkkaat valot	☐ Sairaus
☐ Kahvi	☐ Väsymys
☐ Stressi työssä	☐ Hajut / Tuoksut
☐ Stressi kotona	☐ Liike
☐ Väliin jääneet ateriat	☐ Silmien rasitus
☐ Ahdistus	☐ ______________

Avustustoimenpiteet

Lääkitys	
Vesi	
Nukkua	
Harjoitus	
Muut	
Muut	

Huomautukset:

Migreeni lokikirja

Migreeni lokikirja

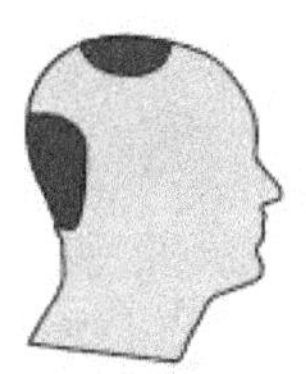 **Kaula**
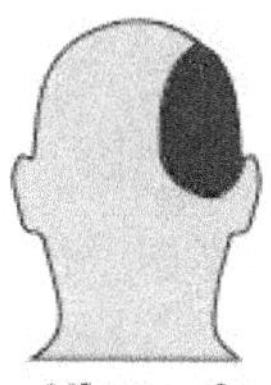 **Migreeni**
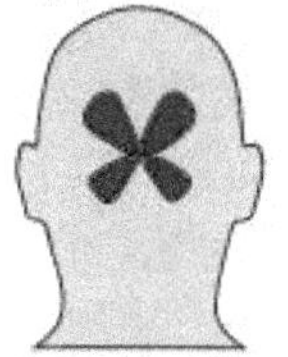 **Poskiontelo**
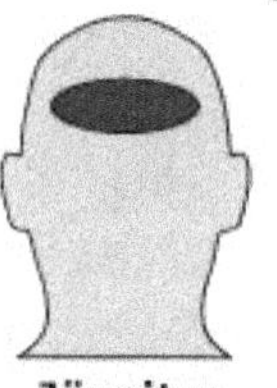 **Jännitys**
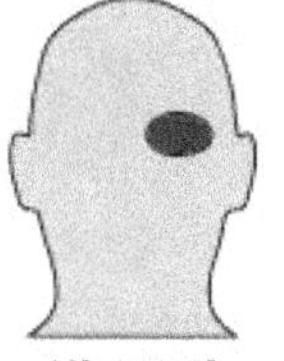 **Klusteri**
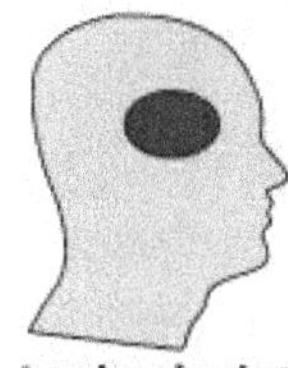 **Leukanivelet**

Päivämäärä: _____________ **Aika [ ]:** _____________ _____________

☐   ☐   ☐   ☐   ☐   ☐   🌡 _______

Kivun vakavuus

1	2	3	4	5	6	7	8	9	10

Liipaisimet

☐ Nälkä	☐ Unettomuus
☐ Kirkkaat valot	☐ Sairaus
☐ Kahvi	☐ Väsymys
☐ Stressi työssä	☐ Hajut / Tuoksut
☐ Stressi kotona	☐ Liike
☐ Väliin jääneet ateriat	☐ Silmien rasitus
☐ Ahdistus	☐ _____________

Avustustoimenpiteet

Lääkitys	
Vesi	
Nukkua	
Harjoitus	
Muut	
Muut	

Huomautukset: _______________________________

Migreeni lokikirja

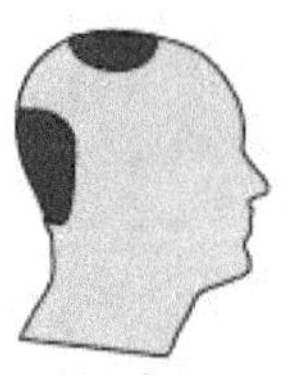 Kaula 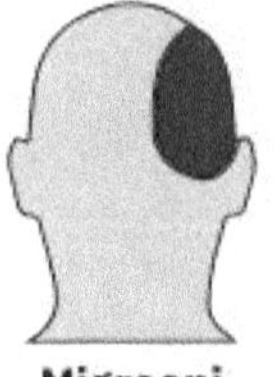 Migreeni 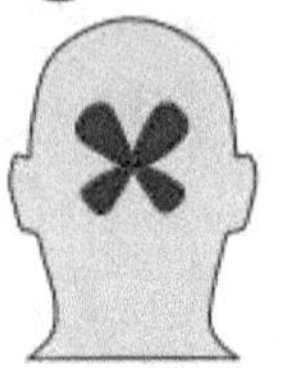 Poskiontelo 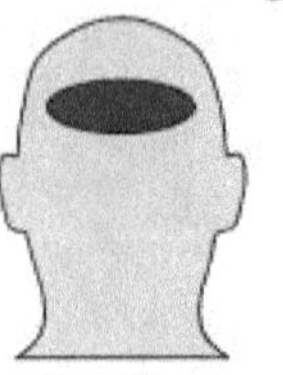 Jännitys 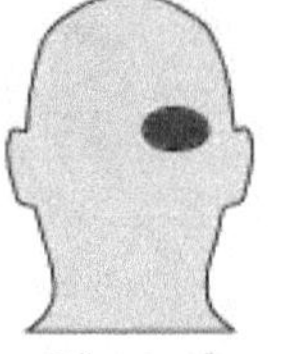 Klusteri 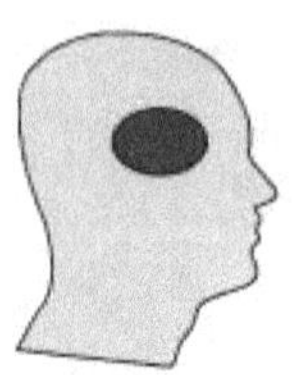 Leukanivelet

Päivämäärä: _______________   **Aika [ ]:** _______________ _______________

☐ ☐ ☐ ☐ ☐ ☐ 🌡 _______________

Kivun vakavuus

1	2	3	4	5	6	7	8	9	10

Liipaisimet

☐ Nälkä		☐ Unettomuus
☐ Kirkkaat valot		☐ Sairaus
☐ Kahvi		☐ Väsymys
☐ Stressi työssä		☐ Hajut / Tuoksut
☐ Stressi kotona		☐ Liike
☐ Väliin jääneet ateriat		☐ Silmien rasitus
☐ Ahdistus		☐ _______________

Avustustoimenpiteet

Lääkitys	
Vesi	
Nukkua	
Harjoitus	
Muut	
Muut	

Huomautukset: _______________

Migreeni lokikirja

Migreeni lokikirja

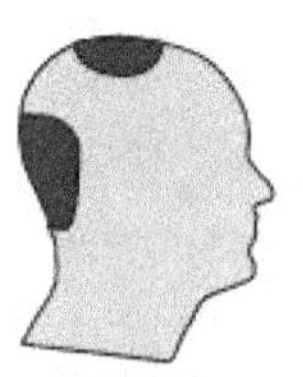
Kaula

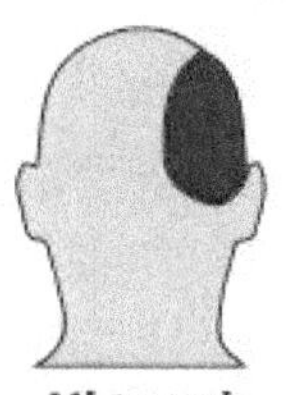
Migreeni

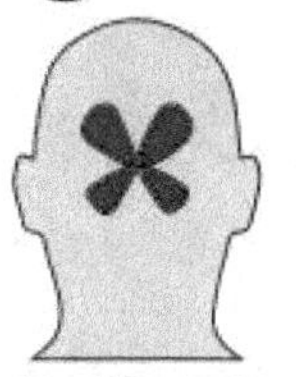
Poskiontelo

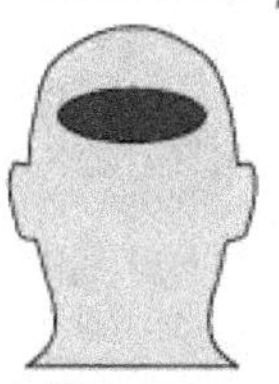
Jännitys

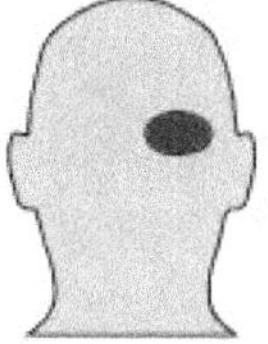
Klusteri

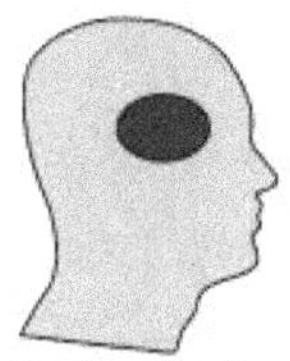
Leukanivelet

Päivämäärä: _____________ **Aika [ ]:** _________ _________

☐ ☐ ☐ ☐ ☐ ☐ 🌡 _________

Kivun vakavuus

1	2	3	4	5	6	7	8	9	10

Liipaisimet

☐ Nälkä	☐ Unettomuus
☐ Kirkkaat valot	☐ Sairaus
☐ Kahvi	☐ Väsymys
☐ Stressi työssä	☐ Hajut / Tuoksut
☐ Stressi kotona	☐ Liike
☐ Väliin jääneet ateriat	☐ Silmien rasitus
☐ Ahdistus	☐ _____________

Avustustoimenpiteet

Lääkitys	
Vesi	
Nukkua	
Harjoitus	
Muut	
Muut	

Huomautukset:

Migreeni lokikirja

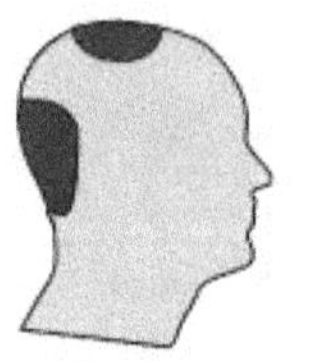 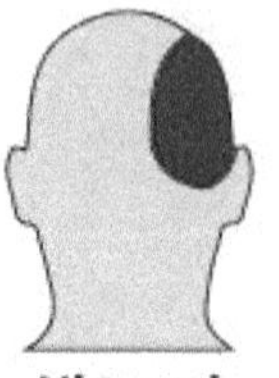 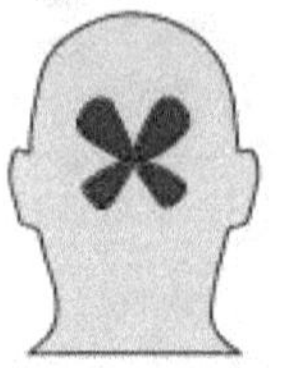 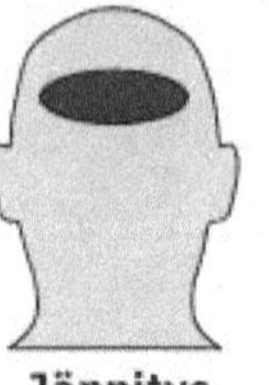 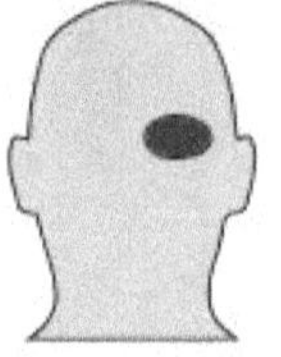 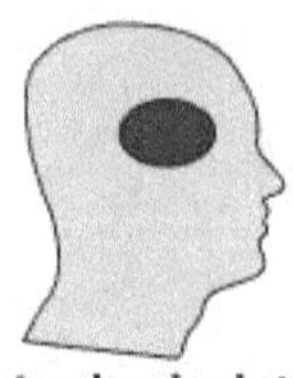

| Kaula | Migreeni | Poskiontelo | Jännitys | Klusteri | Leukanivelet |

Päivämäärä: ___________________   **Aika [ ]:** ___________________ ___________________

☐   ☐   ☐   ☐   ☐   ☐   🌡 ___________

Kivun vakavuus

1	2	3	4	5	6	7	8	9	10

Liipaisimet

☐ Nälkä	☐ Unettomuus
☐ Kirkkaat valot	☐ Sairaus
☐ Kahvi	☐ Väsymys
☐ Stressi työssä	☐ Hajut / Tuoksut
☐ Stressi kotona	☐ Liike
☐ Väliin jääneet ateriat	☐ Silmien rasitus
☐ Ahdistus	☐ _______________

Avustustoimenpiteet

Lääkitys	
Vesi	
Nukkua	
Harjoitus	
Muut	
Muut	

Huomautukset: ____

Migreeni lokikirja

Migreeni lokikirja

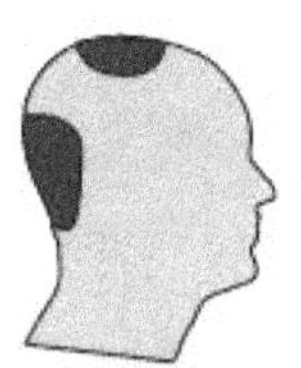
Kaula

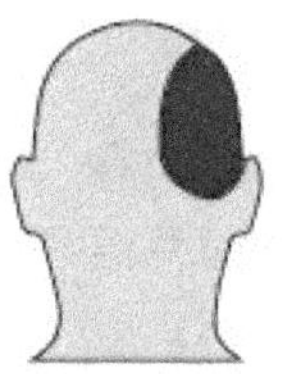
Migreeni

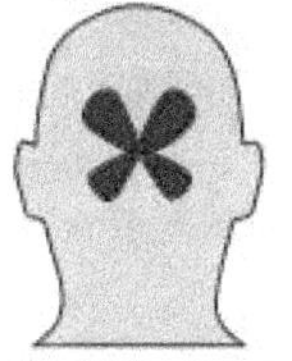
Poskiontelo

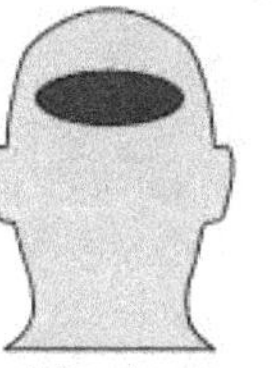
Jännitys

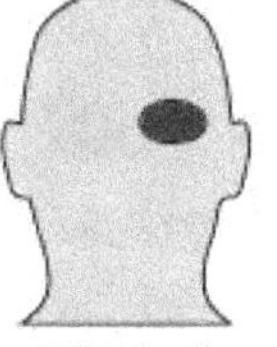
Klusteri

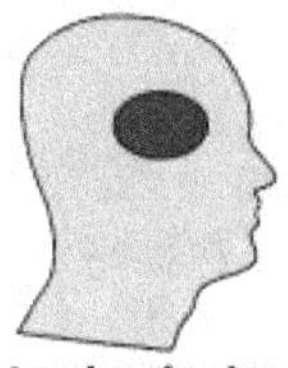
Leukanivelet

Päivämäärä: __________   **Aika [ ]:** __________ __________

☐ ☀ ☐ ⛅ ☐ 🌤 ☐ 🌦 ☐ ☁ ☐ 🌨   🌡 __________

Kivun vakavuus

1	2	3	4	5	6	7	8	9	10

Liipaisimet

☐ Nälkä	☐ Unettomuus
☐ Kirkkaat valot	☐ Sairaus
☐ Kahvi	☐ Väsymys
☐ Stressi työssä	☐ Hajut / Tuoksut
☐ Stressi kotona	☐ Liike
☐ Väliin jääneet ateriat	☐ Silmien rasitus
☐ Ahdistus	☐ __________

Avustustoimenpiteet

Lääkitys	
Vesi	
Nukkua	
Harjoitus	
Muut	
Muut	

Huomautukset:

Migreeni lokikirja

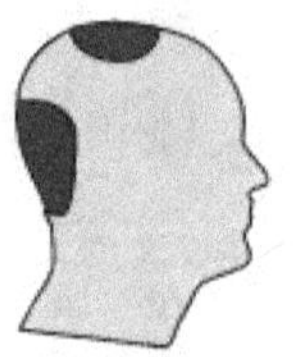 Kaula 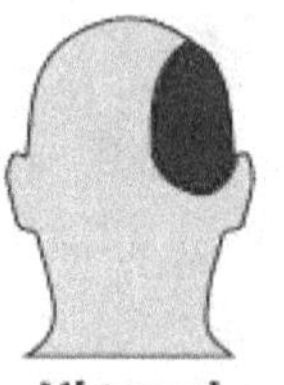 Migreeni 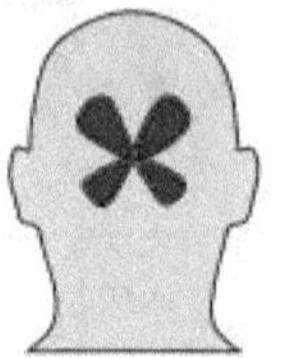 Poskiontelo 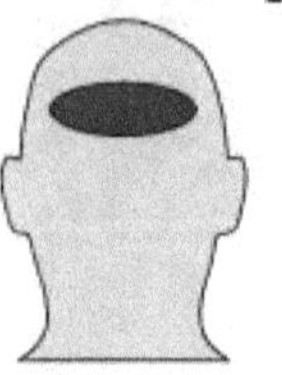 Jännitys 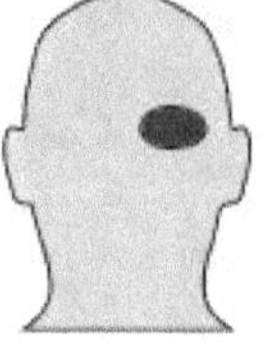 Klusteri 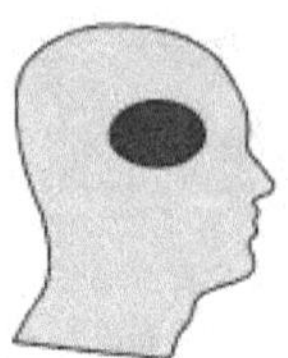 Leukanivelet

Päivämäärä: ___________ **Aika [ ]:** ___________ ___________

☐ ☐ ☐ ☐ ☐ ☐ 🌡 ___________

Kivun vakavuus

1	2	3	4	5	6	7	8	9	10

Liipaisimet

☐ Nälkä	☐ Unettomuus
☐ Kirkkaat valot	☐ Sairaus
☐ Kahvi	☐ Väsymys
☐ Stressi työssä	☐ Hajut / Tuoksut
☐ Stressi kotona	☐ Liike
☐ Väliin jääneet ateriat	☐ Silmien rasitus
☐ Ahdistus	☐ ___________

Avustustoimenpiteet

Lääkitys	
Vesi	
Nukkua	
Harjoitus	
Muut	
Muut	

Huomautukset: ___________

Migreeni lokikirja

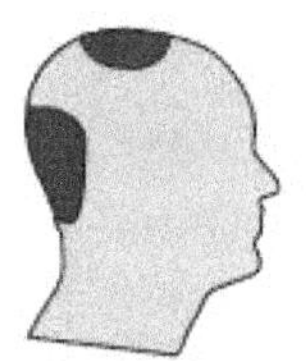

Kaula

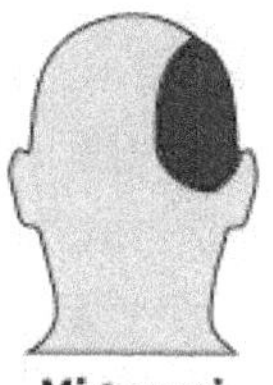

Migreeni

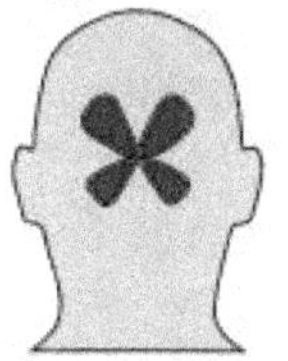

Poskiontelo

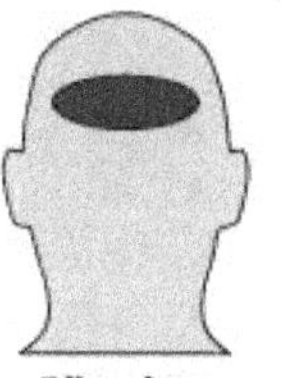

Jännitys

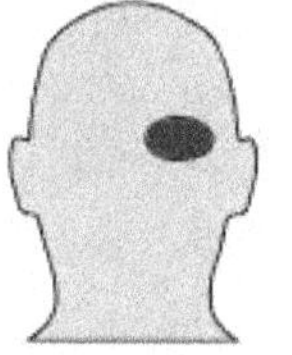

Klusteri

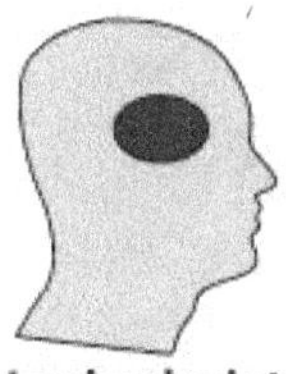

Leukanivelet

Päivämäärä: __________________   **Aika [ ]:** __________________

☀ ☐   ☁ ☐   🌤 ☐   🌦 ☐   🌧 ☐   🌨 ☐   🌡 __________

Kivun vakavuus

1	2	3	4	5	6	7	8	9	10

Liipaisimet

☐ Nälkä	☐ Unettomuus
☐ Kirkkaat valot	☐ Sairaus
☐ Kahvi	☐ Väsymys
☐ Stressi työssä	☐ Hajut / Tuoksut
☐ Stressi kotona	☐ Liike
☐ Väliin jääneet ateriat	☐ Silmien rasitus
☐ Ahdistus	☐ ________________

Avustustoimenpiteet

Lääkitys	
Vesi	
Nukkua	
Harjoitus	
Muut	
Muut	

Huomautukset: ______________________________

Migreeni lokikirja

Migreeni lokikirja

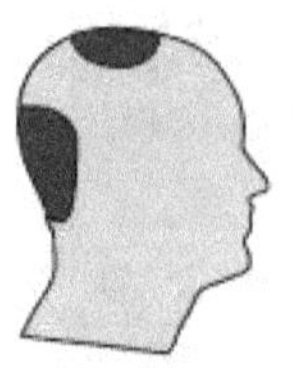

Kaula

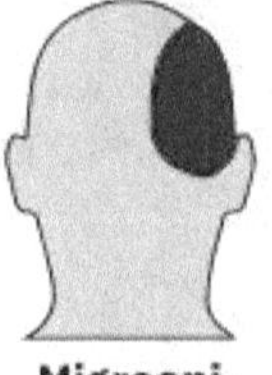

Migreeni

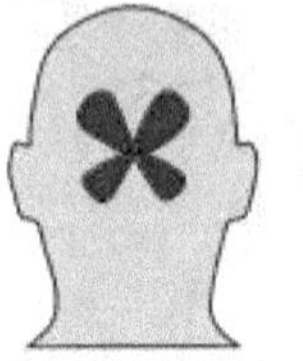

Poskiontelo

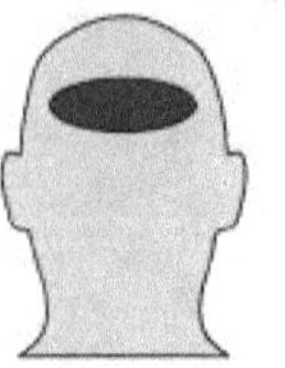

Jännitys

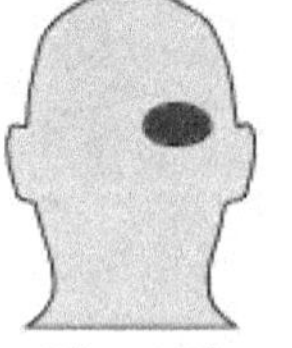

Klusteri

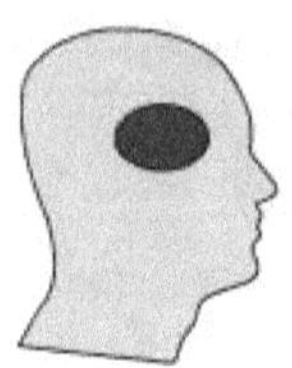

Leukanivelet

Päivämäärä: _______________ **Aika [ ]:** _____________ __________

Kivun vakavuus

1	2	3	4	5	6	7	8	9	10

Liipaisimet

- ☐ Nälkä
- ☐ Kirkkaat valot
- ☐ Kahvi
- ☐ Stressi työssä
- ☐ Stressi kotona
- ☐ Väliin jääneet ateriat
- ☐ Ahdistus

- ☐ Unettomuus
- ☐ Sairaus
- ☐ Väsymys
- ☐ Hajut / Tuoksut
- ☐ Liike
- ☐ Silmien rasitus
- ☐ _______________

Avustustoimenpiteet

Lääkitys	
Vesi	
Nukkua	
Harjoitus	
Muut	
Muut	

Huomautukset:

Migreeni lokikirja

Migreeni lokikirja

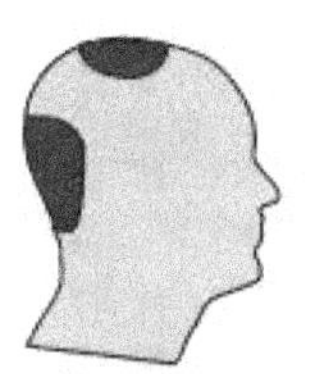 Kaula 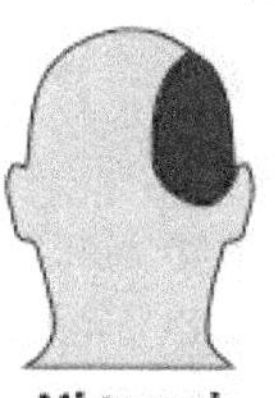 Migreeni 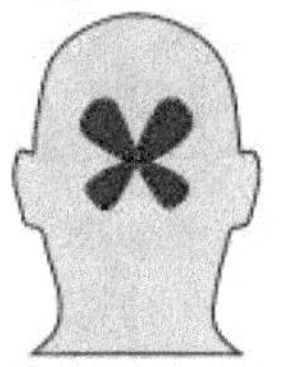 Poskiontelo 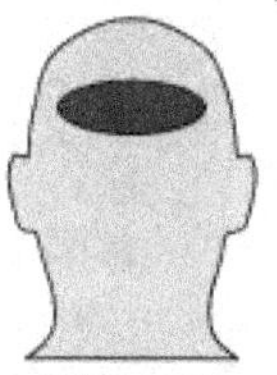 Jännitys 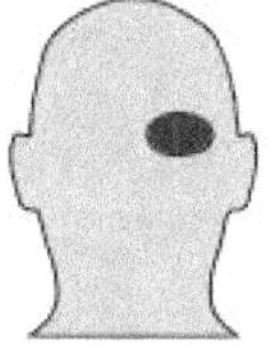 Klusteri 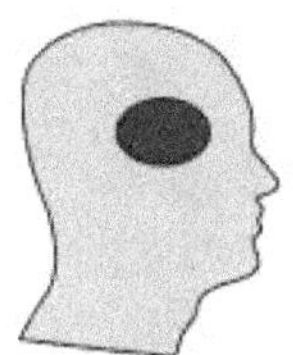 Leukanivelet

Päivämäärä: _____________   **Aika [ ]:** _____________ _____________

☐ ☐ ☐ ☐ ☐ ☐ 🌡 _____________

Kivun vakavuus

1	2	3	4	5	6	7	8	9	10

Liipaisimet

☐ Nälkä	☐ Unettomuus
☐ Kirkkaat valot	☐ Sairaus
☐ Kahvi	☐ Väsymys
☐ Stressi työssä	☐ Hajut / Tuoksut
☐ Stressi kotona	☐ Liike
☐ Väliin jääneet ateriat	☐ Silmien rasitus
☐ Ahdistus	☐ _____________

Avustustoimenpiteet

Lääkitys	
Vesi	
Nukkua	
Harjoitus	
Muut	
Muut	

Huomautukset:

Migreeni lokikirja

Migreeni lokikirja

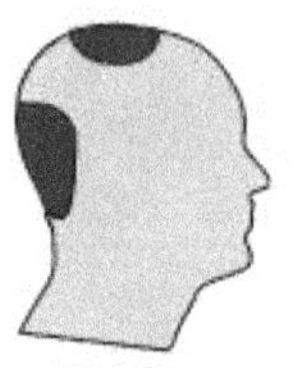 Kaula
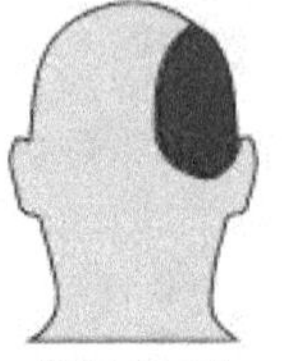 Migreeni
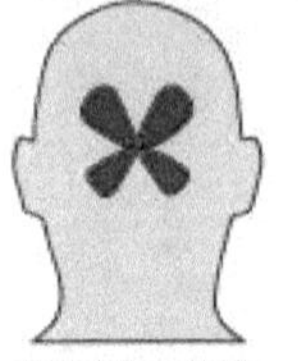 Poskiontelo
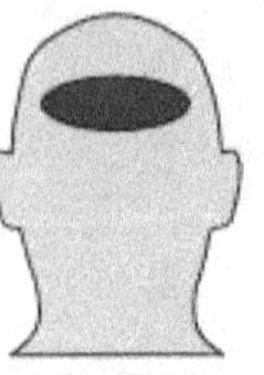 Jännitys
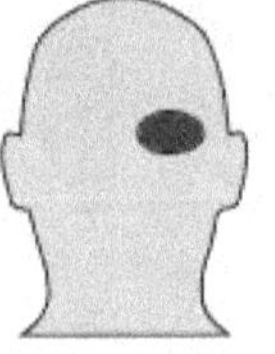 Klusteri
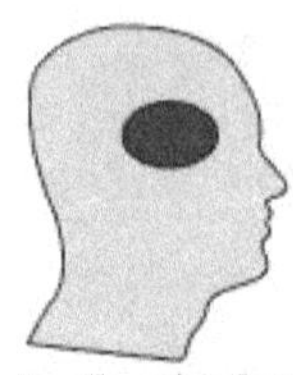 Leukanivelet

Päivämäärä: _____________   Aika [ ]: _____________ _____________

Kivun vakavuus

1	2	3	4	5	6	7	8	9	10

Liipaisimet

☐ Nälkä   ☐ Unettomuus

☐ Kirkkaat valot   ☐ Sairaus

☐ Kahvi   ☐ Väsymys

☐ Stressi työssä   ☐ Hajut / Tuoksut

☐ Stressi kotona   ☐ Liike

☐ Väliin jääneet ateriat   ☐ Silmien rasitus

☐ Ahdistus   ☐ _______________

Avustustoimenpiteet

Lääkitys	
Vesi	
Nukkua	
Harjoitus	
Muut	
Muut	

Huomautukset: _______________________________________

Migreeni lokikirja

Migreeni lokikirja

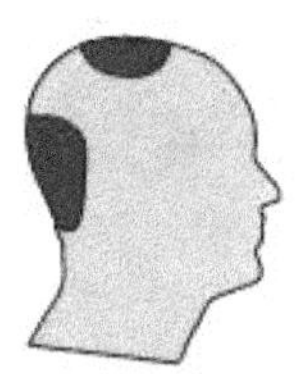 Kaula 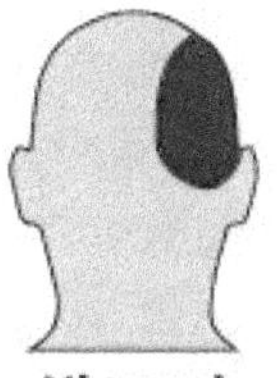 Migreeni 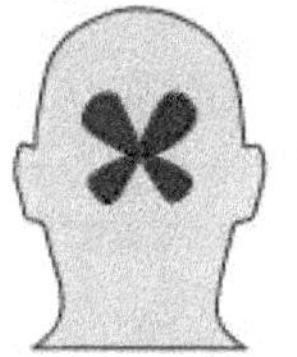 Poskiontelo 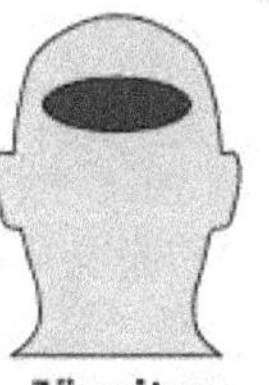 Jännitys 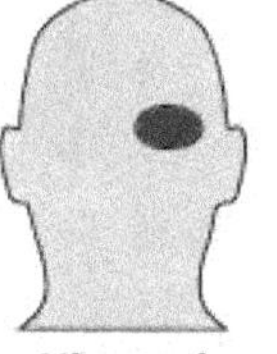 Klusteri 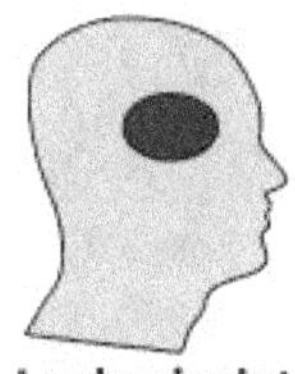 Leukanivelet

Päivämäärä: _____________   **Aika [ ]:** _____________   _____________

☐   ☐   ☐   ☐   ☐   ☐   🌡 _______

Kivun vakavuus

1	2	3	4	5	6	7	8	9	10

Liipaisimet

☐ Nälkä	☐ Unettomuus
☐ Kirkkaat valot	☐ Sairaus
☐ Kahvi	☐ Väsymys
☐ Stressi työssä	☐ Hajut / Tuoksut
☐ Stressi kotona	☐ Liike
☐ Väliin jääneet ateriat	☐ Silmien rasitus
☐ Ahdistus	☐ _______________

Avustustoimenpiteet

Lääkitys	
Vesi	
Nukkua	
Harjoitus	
Muut	
Muut	

Huomautukset:

Migreeni lokikirja

Migreeni lokikirja

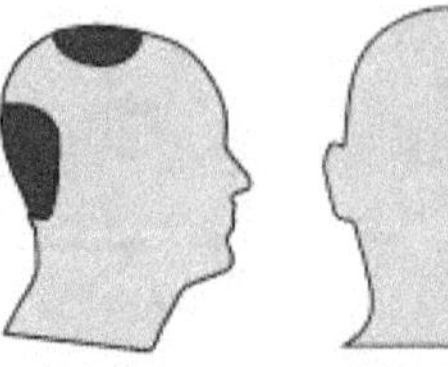 Kaula
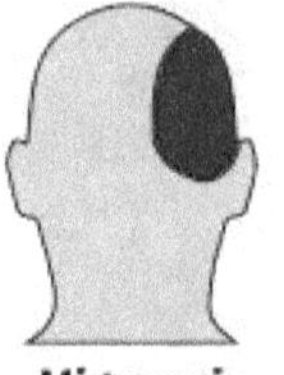 Migreeni
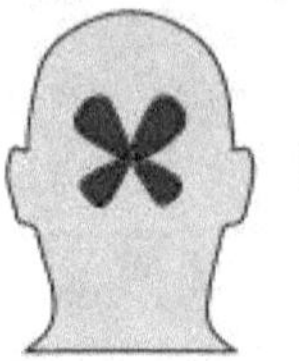 Poskiontelo
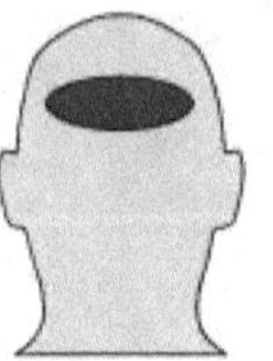 Jännitys
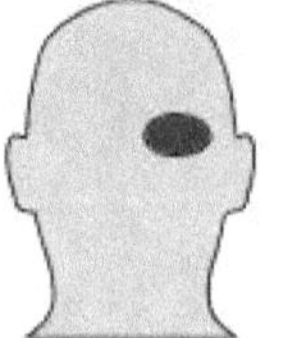 Klusteri
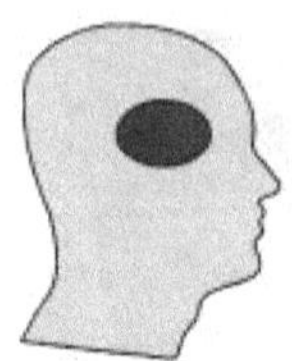 Leukanivelet

Päivämäärä: ___________ **Aika [ ]:** ___________ ___________

☐ ☐ ☐ ☐ ☐ ☐ 🌡 ___________

Kivun vakavuus

1	2	3	4	5	6	7	8	9	10

Liipaisimet

- ☐ Nälkä
- ☐ Kirkkaat valot
- ☐ Kahvi
- ☐ Stressi työssä
- ☐ Stressi kotona
- ☐ Väliin jääneet ateriat
- ☐ Ahdistus

- ☐ Unettomuus
- ☐ Sairaus
- ☐ Väsymys
- ☐ Hajut / Tuoksut
- ☐ Liike
- ☐ Silmien rasitus
- ☐ ___________

Avustustoimenpiteet

Lääkitys	
Vesi	
Nukkua	
Harjoitus	
Muut	
Muut	

Huomautukset:

Migreeni lokikirja

Migreeni lokikirja

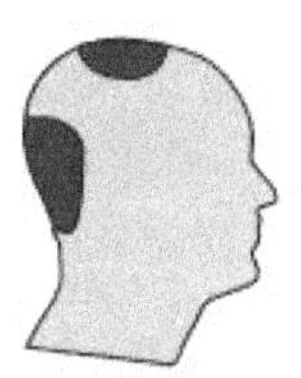 Kaula
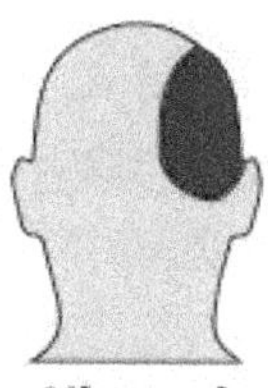 Migreeni
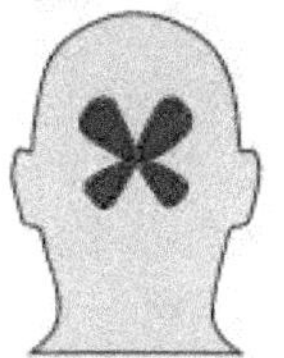 Poskiontelo
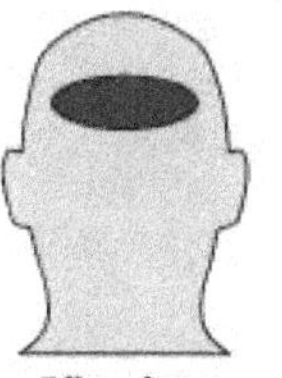 Jännitys
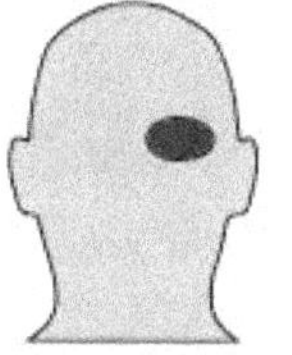 Klusteri
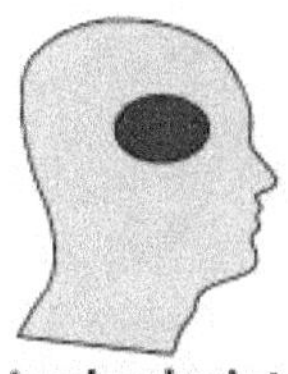 Leukanivelet

Päivämäärä: _______________ **Aika [ ]:** _______________ _______________

☐ ☐ ☐ ☐ ☐ ☐ 🌡 _______________

Kivun vakavuus

1	2	3	4	5	6	7	8	9	10

Liipaisimet

☐ Nälkä		☐ Unettomuus
☐ Kirkkaat valot		☐ Sairaus
☐ Kahvi		☐ Väsymys
☐ Stressi työssä		☐ Hajut / Tuoksut
☐ Stressi kotona		☐ Liike
☐ Väliin jääneet ateriat		☐ Silmien rasitus
☐ Ahdistus		☐ _______________

Avustustoimenpiteet

Lääkitys	
Vesi	
Nukkua	
Harjoitus	
Muut	
Muut	

Huomautukset:

Migreeni lokikirja

Migreeni lokikirja

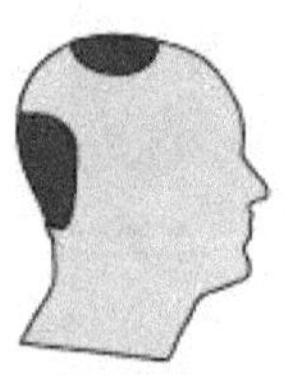 Kaula
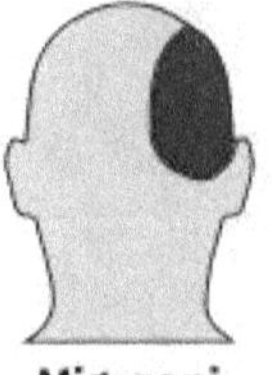 Migreeni
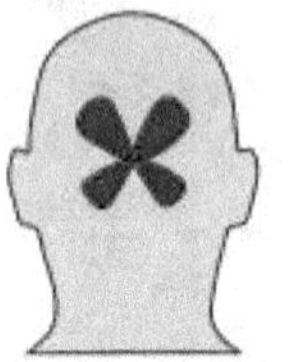 Poskiontelo
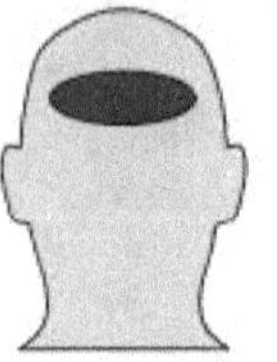 Jännitys
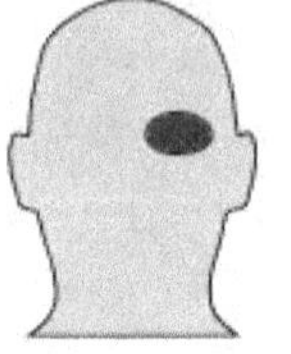 Klusteri
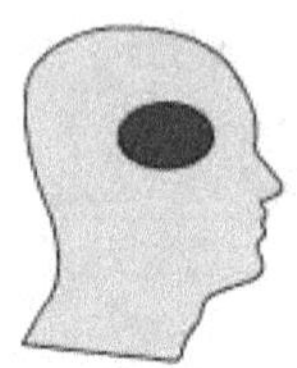 Leukanivelet

Päivämäärä: _____________ **Aika [ ]:** _________ _________

☐ ☐ ☐ ☐ ☐ ☐ 🌡 _________

Kivun vakavuus

1	2	3	4	5	6	7	8	9	10

Liipaisimet

☐ Nälkä	☐ Unettomuus
☐ Kirkkaat valot	☐ Sairaus
☐ Kahvi	☐ Väsymys
☐ Stressi työssä	☐ Hajut / Tuoksut
☐ Stressi kotona	☐ Liike
☐ Väliin jääneet ateriat	☐ Silmien rasitus
☐ Ahdistus	☐ _____________

Avustustoimenpiteet

Lääkitys	
Vesi	
Nukkua	
Harjoitus	
Muut	
Muut	

Huomautukset:

Migreeni lokikirja

Migreeni lokikirja

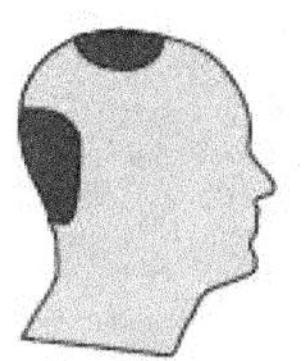 Kaula 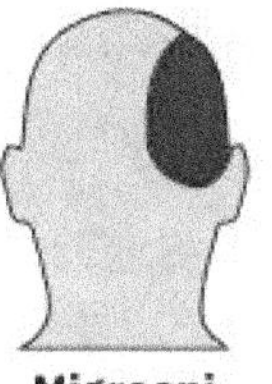 Migreeni 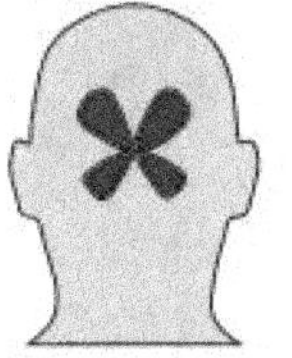 Poskiontelo 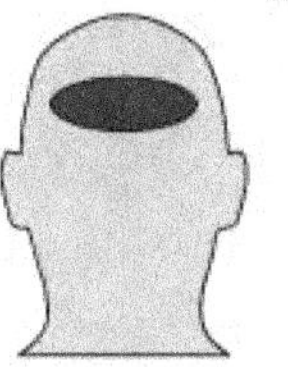 Jännitys 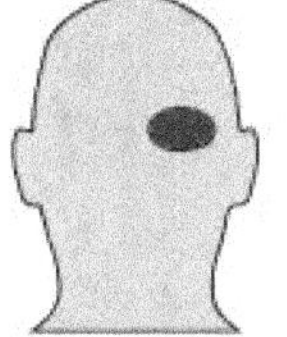 Klusteri 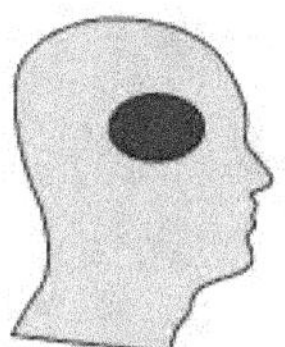 Leukanivelet

Päivämäärä: _____________ **Aika [ ]:** _____________ _____________

☐ ☐ ☐ ☐ ☐ ☐   _____________

Kivun vakavuus

1	2	3	4	5	6	7	8	9	10

Liipaisimet

☐ Nälkä ☐ Unettomuus

☐ Kirkkaat valot ☐ Sairaus

☐ Kahvi ☐ Väsymys

☐ Stressi työssä ☐ Hajut / Tuoksut

☐ Stressi kotona ☐ Liike

☐ Väliin jääneet ateriat ☐ Silmien rasitus

☐ Ahdistus ☐ _____________

Avustustoimenpiteet

Lääkitys	
Vesi	
Nukkua	
Harjoitus	
Muut	
Muut	

Huomautukset:

Migreeni lokikirja

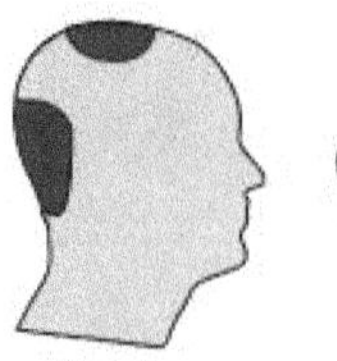 Kaula
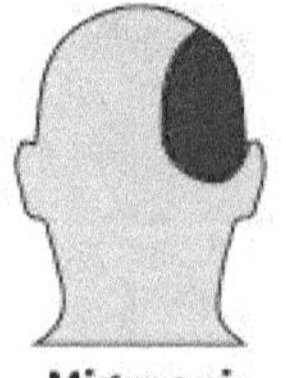 Migreeni
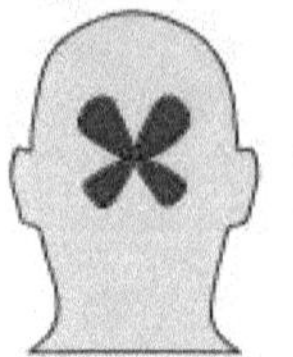 Poskiontelo
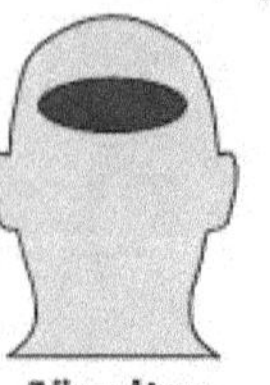 Jännitys
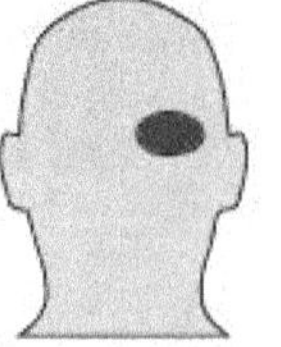 Klusteri
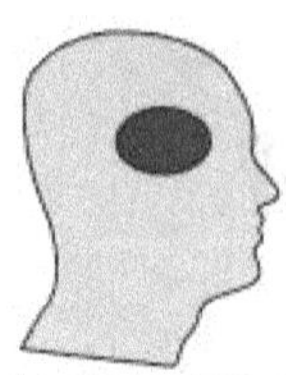 Leukanivelet

Päivämäärä: _____________ **Aika [ ]:** _____________ _____________

☐ ☐ ☐ ☐ ☐ ☐

Kivun vakavuus

1	2	3	4	5	6	7	8	9	10

Liipaisimet

☐ Nälkä	☐ Unettomuus
☐ Kirkkaat valot	☐ Sairaus
☐ Kahvi	☐ Väsymys
☐ Stressi työssä	☐ Hajut / Tuoksut
☐ Stressi kotona	☐ Liike
☐ Väliin jääneet ateriat	☐ Silmien rasitus
☐ Ahdistus	☐ _____________

Avustustoimenpiteet

Lääkitys	
Vesi	
Nukkua	
Harjoitus	
Muut	
Muut	

Huomautukset:

Migreeni lokikirja

Migreeni lokikirja

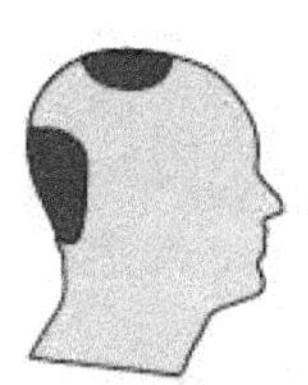
Kaula

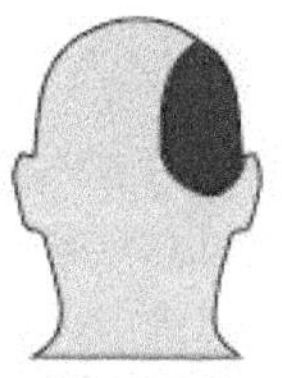
Migreeni

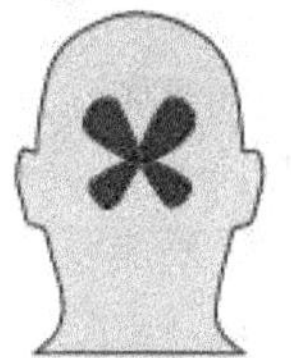
Poskiontelo

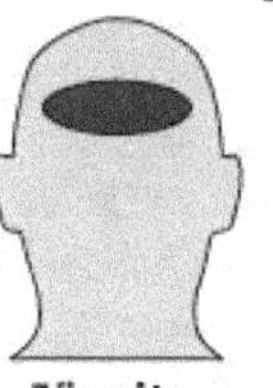
Jännitys

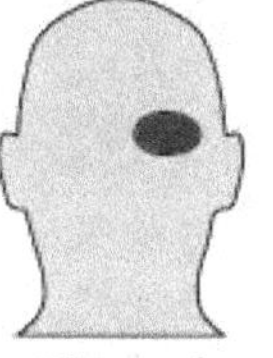
Klusteri

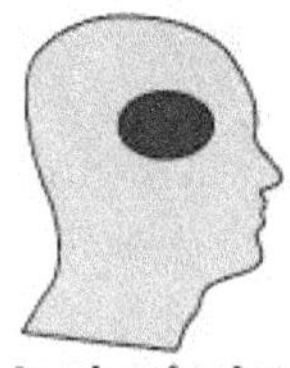
Leukanivelet

Päivämäärä: _______________ **Aika [ ]:** _______________

☐   ☐   ☐   ☐   ☐   ☐   🌡 _______

Kivun vakavuus

1	2	3	4	5	6	7	8	9	10

Liipaisimet

☐ Nälkä	☐ Unettomuus
☐ Kirkkaat valot	☐ Sairaus
☐ Kahvi	☐ Väsymys
☐ Stressi työssä	☐ Hajut / Tuoksut
☐ Stressi kotona	☐ Liike
☐ Väliin jääneet ateriat	☐ Silmien rasitus
☐ Ahdistus	☐ _____________

Avustustoimenpiteet

Lääkitys	
Vesi	
Nukkua	
Harjoitus	
Muut	
Muut	

Huomautukset:

Migreeni lokikirja

Migreeni lokikirja

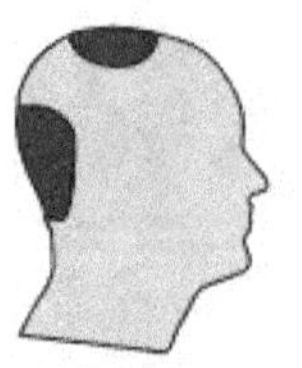 Kaula
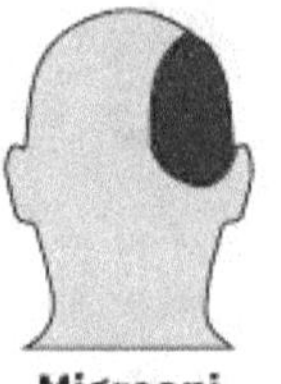 Migreeni
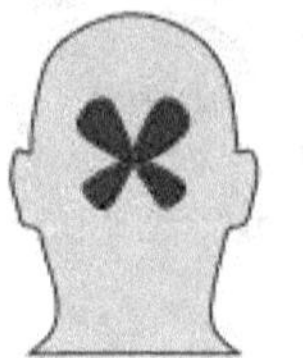 Poskiontelo
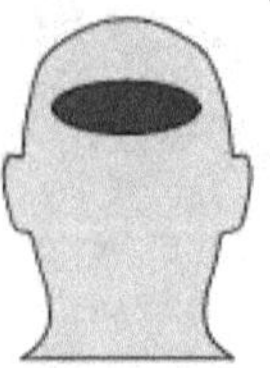 Jännitys
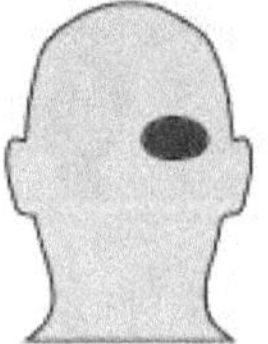 Klusteri
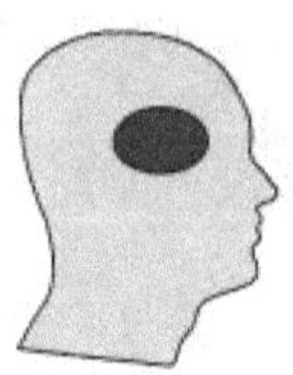 Leukanivelet

Päivämäärä: ____________   **Aika [ ]:** ____________ ____________

☐   ☐   ☐   ☐   ☐   ☐   🌡 ____________

Kivun vakavuus

1	2	3	4	5	6	7	8	9	10

Liipaisimet

☐ Nälkä ☐ Unettomuus

☐ Kirkkaat valot ☐ Sairaus

☐ Kahvi ☐ Väsymys

☐ Stressi työssä ☐ Hajut / Tuoksut

☐ Stressi kotona ☐ Liike

☐ Väliin jääneet ateriat ☐ Silmien rasitus

☐ Ahdistus ☐ ____________

Avustustoimenpiteet

Lääkitys	
Vesi	
Nukkua	
Harjoitus	
Muut	
Muut	

Huomautukset: ____________

Migreeni lokikirja

Migreeni lokikirja

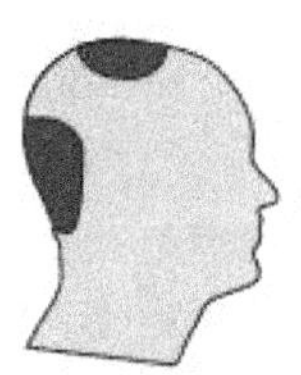 **Kaula**
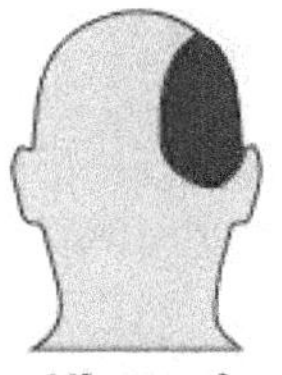 **Migreeni**
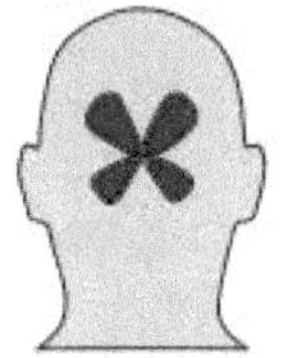 **Poskiontelo**
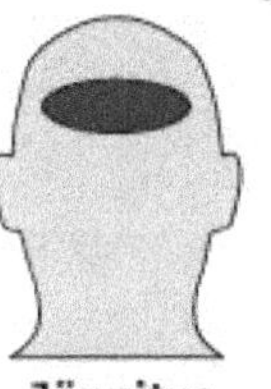 **Jännitys**
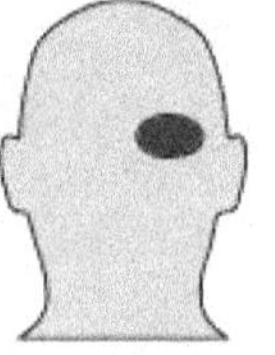 **Klusteri**
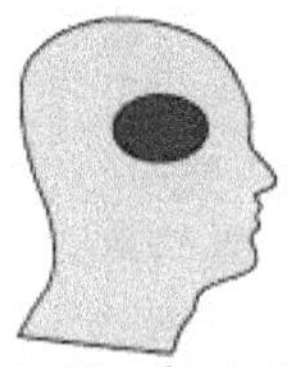 **Leukanivelet**

Päivämäärä: _____________ **Aika [ ]:** _____________

☐	☐	☐	☐	☐	☐	

Kivun vakavuus

1	2	3	4	5	6	7	8	9	10

Liipaisimet

☐ Nälkä	☐ Unettomuus
☐ Kirkkaat valot	☐ Sairaus
☐ Kahvi	☐ Väsymys
☐ Stressi työssä	☐ Hajut / Tuoksut
☐ Stressi kotona	☐ Liike
☐ Väliin jääneet ateriat	☐ Silmien rasitus
☐ Ahdistus	☐ _______________

Avustustoimenpiteet

Lääkitys	
Vesi	
Nukkua	
Harjoitus	
Muut	
Muut	

Huomautukset: _________________________________

Migreeni lokikirja